广 东 省 药 学 会
广东省生命之光癌症康复协会 联合推荐科普读本

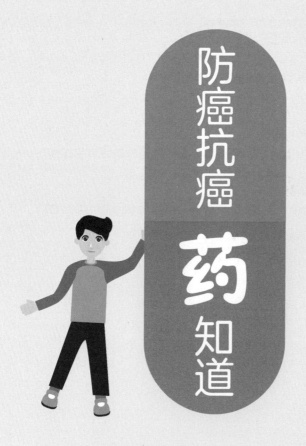

防癌抗癌药知道

中山大学肿瘤防治中心
临床药学教研室 组织编写

U0285430

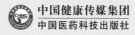

中国健康传媒集团
中国医药科技出版社

内 容 提 要

　　本书是为肿瘤患者、家属及肿瘤药师量身定做的抗肿瘤科普读本，由一线临床药师和医生编写而成。本书从肿瘤用药的常见问题和误区谈起，重点介绍一些抗癌"神药"的使用，并针对药物不良反应和癌痛管理、中药抗癌与饮食调理以及后疫情时代肿瘤患者的用药困惑进行解答，篇幅短小精悍，语言生动易懂。

　　全书共六章：说说抗癌那些事儿、解码抗癌"神药"、缓解不良反应有妙招、癌痛管理解忧愁、中药抗癌有良方、抗疫抗癌两不误。

　　本书主要供肿瘤患者及其照顾者、从事抗肿瘤专业工作的临床药师和药店药师使用，也可作为抗肿瘤科普行动的全民科学教育用书和相关读者的参考用书。

图书在版编目（CIP）数据

　　防癌抗癌药知道 / 中山大学肿瘤防治中心临床药学教研室组织编写 . — 北京：中国医药科技出版社，2021.7
　　ISBN 978-7-5214-2435-5

　　Ⅰ . ①防… 　Ⅱ . ①中… 　Ⅲ . ①抗癌药－基本知识 　Ⅳ . ① R979.1

　　中国版本图书馆 CIP 数据核字（2021）第 077343 号

美术编辑　　陈君杞
版式设计　　也　在

出版　**中国健康传媒集团** | 中国医药科技出版社
地址　北京市海淀区文慧园北路甲 22 号
邮编　100082
电话　发行：010-62227427 　邮购：010-62236938
网址　www.cmstp.com
规格　710 × 1000mm $^1/_{16}$
印张　15 $^1/_2$
字数　224 千字
版次　2021 年 7 月第 1 版
印次　2021 年 7 月第 1 次印刷
印刷　三河市万龙印装有限公司
经销　全国各地新华书店
书号　ISBN 978-7-5214-2435-5
定价　**68.00 元**

获取新书信息、投稿、为图书纠错，请扫码联系我们。

编委会

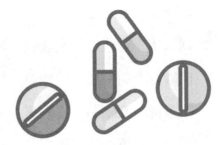

前 言

近年来，我国恶性肿瘤的发病率和死亡率逐年上升，严重威胁着广大人民群众的生命健康。针对恶性肿瘤进行规范化诊疗、合理使用抗肿瘤及相关治疗药物从而有效防治肿瘤，已成为广大医药工作者迫在眉睫的任务。

肿瘤治疗是发展最为迅速的医药领域之一。随着科学研究的深入和技术的进步，新的抗肿瘤药物层出不穷，肿瘤治疗原则也持续更新。作为一线的肿瘤药师，我们在临床实际工作中发现，不单是肿瘤患者（及其照顾者），许多基层医疗机构或药店的药学工作者普遍存在抗肿瘤药物相关知识严重匮乏、合理用药原则了解不清等情况，亟须以生动活泼、通俗易懂的方式向大众传播抗肿瘤药物合理使用的相关知识。然而，仅通过权威专家讲解以及权威作品、权威传播途径等进行宣传，不能满足广大人民群众的科普需求。另外，一些医疗与养生保健广告的错误宣传也使人们形成了许多健康和用药误区。

基于此背景，中山大学肿瘤防治中心临床药学教研室构思了《防癌抗癌药知道》一书，组建具有丰富一线工作经验的临床药师、医生编写团队，以期用简洁、生动、通俗的语言，为肿瘤患者及相关读者构筑起较为严密的抗肿瘤治疗常用知识体系。作为国家级抗肿瘤药物临床药师培训基地，教研室始终着眼于公众关注的抗肿瘤防治新话题，以多年临床经验编成此书，系统归纳了与抗肿瘤相关的各类问题，并给出了生动、实用的解答。本书所涉药物范围广泛，既包括临床常用的细胞毒类药物、传统中药和微量元素，也加入了近年来新上市的靶向药物、免疫检查点抑制剂，还针对药物不良反应、癌痛管理以及后疫情时代的用药问题提出了建设性的解决方案。书中大部分用药知识可以通过微信扫描二维码获取，方便读者随时阅读和分享。

本书致力于纠正抗肿瘤防治误区、传播正确用药知识，着力解决抗肿瘤药物居家用药管理的实际问题，传递准确的防癌抗癌、合理用药、自我管理等方面的健康信息，真正做到防癌抗癌早知道。希望本书能给肿瘤患者和家属、肿瘤专业临床和科研工作者以及有意愿学习抗肿瘤相关知识的读者提供有益的借鉴和参考，为肿瘤患者的健康保驾护航，也为抗肿瘤公共科普教育事业贡献一份力量！

编　者

2021 年 5 月

目 录

第三章 缓解不良反应有妙招

 第四章 癌痛管理解忧愁

第一章

说说抗癌那些事儿

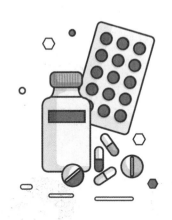

口服抗肿瘤药不能忽视的几个细节

文 / 刘基华

为了最大限度地发挥药物疗效、减少不良反应的发生，在口服抗肿瘤药时要特别注意服药的一些细节。下面我们就从"服药方法""饮食禁忌"和"漏服处理"三个方面向大家介绍抗肿瘤药物服药过程中要注意的细节。

服药注意事项

采取正确的服药方法

最好取站立位，先饮一口水，湿润咽喉部，然后把药品放入口中，用 100~200ml 温水送服。注意：①不宜躺着服药或服药后立即卧床；②不能干吞药或喝水太少。这两种错误的服药方式容易引起药物性食管溃疡。

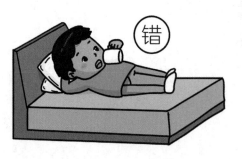

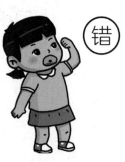

容易引起药物性食管溃疡

💊 **选用正确的送服液体**

选用白开水或纯净水服药，不宜用茶水、矿泉水、碳酸饮料等送服。因为茶水中含有大量鞣质，而矿泉水中含有矿物质（金属离子等），可能会与药物中的蛋白质、生物碱等成分发生相互作用，从而降低药效。

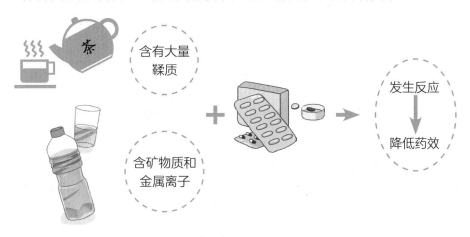

💊 **某些抗肿瘤药物可以分散在水中服用**

药片或胶囊在掰开或分散后，会影响其溶解和吸收规律，可能导致严重不良反应，所以大多数口服抗肿瘤药物须整粒吞服。然而，仍有少量抗肿瘤药物（如伊马替尼、吉非替尼、依维莫司等）可分散在水中服用，以方便吞咽困难患者或者儿童服用。

1. 伊马替尼

第一步　将伊马替尼片分散于不含气体的水或苹果汁中，100mg 片剂约用 50ml 液体，400mg 片剂约用 200ml 液体。 ➡ 第二步　搅拌混悬液，一旦药片崩解完全，应立即服用。

2. 吉非替尼

第一步　将吉非替尼片分散于半杯水（非碳酸饮料）中。 ➡ 第二步　无须压碎，搅拌至完全分散（约需 15 分钟），即刻饮下药液。 ➡ 第三步　以半杯水冲洗杯子，饮下洗液。

此外，也可以通过鼻胃管给予该药液。

3. 依维莫司

第一步　将依维莫司片放入大约 30ml 的水中，轻轻搅拌至完全溶解（大约需要 7 分钟），立即服用。　➡　第二步　再用大约 30ml 的水清洗水杯，并将清洗液全部服用，以确保服用了完整剂量。

服用某些抗肿瘤药物时需要多喝水

1. 伊马替尼

服药时建议饮一大杯水（约 300ml），使胃肠道紊乱的风险降到最低。

2. 复方环磷酰胺、巯嘌呤、羟基脲、甲氨蝶呤

这些抗肿瘤药物经肾脏排泄，大剂量应用时，药物原型或代谢产物可能会引起肾脏功能损害。服药期间大量饮水可以稀释其在尿液中的浓度，加速其排泄，从而减少肾损害。

某些抗肿瘤药物不能与牛奶、奶制品同服

牛奶中富含铁、镁、钙等金属离子，容易与某些抗肿瘤药物发生化学反应，生成难溶性化合物，从而使药物不易被肠道吸收，降低了药物疗效。例如，替加氟中含有碳酸盐成分，会与牛奶中的钙、镁离子发生反应，从而降低药效；雌莫司汀可与多价的金属离子形成不溶性的盐，所以牛奶会影响其吸收。因此，在服用这些药物时，最好与喝牛奶间隔 1~2 小时。

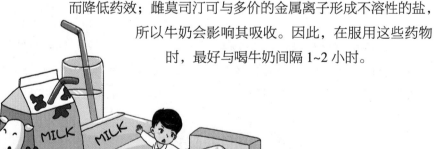

🅗 **漏服抗肿瘤药物后的处理方法**

　　抗肿瘤药物需按时服用，但由于各种各样的原因，可能会出现漏服药品的情况。此时，为了保证药物在体内的浓度平稳、不会忽高忽低，补服药品时要遵循补服原则，不可随意调整服药间隔。

补服抗肿瘤药物的一般原则

（1）如发现漏服的时刻在用药间隔的 1/2 时间内，应立即补服。

（2）如已超过用药间隔的 1/2 时间，则不必补服。

（3）下次按原时间服药，且剂量不得加倍。

　　下面，我们以克唑替尼为例，具体说明如何服药和补服药品。

克唑替尼的药品说明书提示

（1）每日 2 次，整粒吞服。

（2）与食物同服或不同服均可。

（3）若漏服一剂，则补服漏服剂量的药物，除非距下次服药的时间短于 6 小时。

根据说明书制定的服药方法

（1）早晚各吃 1 次，例如可安排早上 8 点和晚上 8 点服药。

（2）整粒吞服，用 100~200ml 水送服。

（3）食物对其无影响，饭前、饭后吃均可。

（4）出现漏服药时的处理如下。

> ➤ 如果在早上 8 点至下午 2 点之间发现早上漏服药，建议立即补服 1 次。

> ➤ 如果在下午 2 点至晚上 8 点之间发现早上漏服药，则不必补服，晚上 8 点正常服药即可。

克唑替尼补服药说明

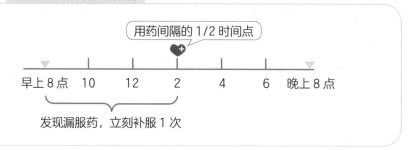

用药间隔的 1/2 时间点

早上 8 点　10　12　2　4　6　晚上 8 点

发现漏服药，立刻补服 1 次

 药师特别提醒

　　服药前应仔细阅读药品说明书，充分关注服药细节，必要时应咨询医生或药师，这样才能更好地掌握正确的服药方法，最大限度地发挥药物的治疗作用，同时避免或尽量减少服用药物带来的不良反应。

参考文献

[1] 任小贺，赵志刚. 正确饮水与安全用药 [J]. 药品评价，2010（14）：42-46.

[2] 刘元江，缪经纬，陈景勇，等. 片剂药品说明书完整服用信息标注情况的调查分析 [J]. 中国药房，2011，22（48）：4525-4528.

[3] 金锐. 漏服药物怎么办 [J]. 健康博览，2017（04）：46-47.

你知道口服抗肿瘤药的最佳服用时间吗

文 / 刘基华

作为一名门诊药房的药师，我每天都会遇到很多关于药物使用的问题。有一次发药时，我交代患者："这个是口服的抗肿瘤药，要空腹服用。"病人听后很诧异地问："抗肿瘤药这么毒，怎么能空腹吃呢？多伤胃啊！"

不少患者会有这样的疑问

抗肿瘤药物毒性大，为了保护胃肠道黏膜，是不是都应该饭后服用？

其实不然。在临床上，确定药物的最佳服用时间，要做到"具体药物具体分析"，不能只考虑对胃黏膜的影响这个单一因素，而要根据药物的物理和化学性质、药物的吸收特征、对胃肠道的刺激性、病人的耐受能力和需要药物发挥作用的时间等几个方面进行综合考虑。这样，才能确保用药的安全性和有效性。

下面，就让小药师陪您一一了解抗肿瘤药物的服药时机和服药间隔吧！

🕐 服药时机

临床上一般将服药时机分为餐前、餐中、餐后、空腹和临睡前五个时间段。人体进食后，食物可与某些药物发生物理、化学反应，影响药物的体内过程（吸收、分布、代谢、排泄），最终影响其生物利用度。因此，医生、药师会根据药物的特性对患者进行用药指导，如建议有的药物餐前吃，有的餐后吃，还有些要与食物同时吃，又或者是空腹时服用；而对于不受食物影响的抗肿瘤药物，患者可选择在餐前、餐中、餐后或空腹任一时机服用；另有一些抗肿瘤药物，还会建议患者在睡前服用。具体的服药时间如下。

1. 餐前

指用餐前 30 分钟。

餐前服用是为了减少食物对药物吸收和其药理作用的影响，提高药物的稳定性，使药物发挥最佳疗效。但目前，明确要求必须要在餐前服用的抗肿瘤药物比较少。

2. 餐后

指用餐后 30 分钟。

餐后服用一是为了避免药物对胃黏膜造成刺激，二是可减慢胃排空速率，使药物缓慢而均匀地到达肠道吸收部位，以利于某些药物的吸收。建议餐后服用的药物包括（但不限于）以下几种。

（1）依西美坦　餐后服用可以增加药物的吸收。

（2）替吉奥　空腹服用会改变药物的生物利用度，进而降低抗肿瘤作用，故也须餐后服用。

（3）西达本胺　早餐后服用不仅使血液中的药物浓度高于空腹时服用，而且有助于缓解药物对胃肠道刺激而引起的不适症状。

（4）阿帕替尼、替加氟、卡培他滨、尿嘧啶替加氟　餐后服用能够降低这些药物引起的胃肠道不适症状。

3. 餐中

指用餐后片刻或进食少许后。

餐中服用能够减少药物对消化道的刺激，降低恶心、呕吐等胃肠道不适症状。建议餐中服用的抗肿瘤药包括：伊马替尼、长春瑞滨、塞瑞替尼等。

4. 空腹

一般指餐前 1 小时或餐后 2 小时。

空腹服用主要是为了避免胃的充盈度和食物对药物吸收的干扰。这类药物主要有拉帕替尼、厄洛替尼、雌莫司汀、替莫唑胺、培唑帕尼、阿法替尼、索拉非尼等。其中要注意的是：阿法替尼建议进食后至少 3 小时或进食前至少 1 小时服用；而索拉非尼除了可以空腹服用外，还可以伴低脂、中脂饮食服用。

5. 临睡前

指临睡前的 15~30 分钟。

建议临睡前服用的抗肿瘤药物包括以下两种。

（1）沙利度胺　服用后会出现嗜睡、眩晕，应临睡前服用。

（2）司莫司汀　在夜晚睡前服用，可以减轻恶心、呕吐等消化道反应；另外建议服用前给予止吐剂。

🕐 服药次数

口服抗肿瘤药物的服药次数一般有每日3次、每日2次、每日1次等。由于每种药物的特性不同，药物与机体的相互作用也不同，因此，各种药物的服用时间和方法也会有差异，具体如下。

每日3次 ▶
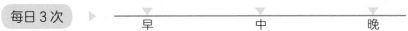
早、中、晚各服一次，尽可能间隔8小时；如医生有特殊交代，则遵医嘱服用。
药品示例：雌莫司汀胶囊（空腹服），可安排在早上7点、下午3点和晚上11点空腹服用。

每日2次 ▶
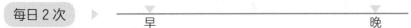
早、晚各服1次，尽可能间隔12小时。
药品示例：替吉奥胶囊（餐后服），可分别安排在早、晚餐后半小时服用。

每日1次 ▶

固定时间点

每日固定一个时间，规律服用。
药品示例：厄洛替尼片（空腹服），可安排在每日上午10点空腹服。

正确掌握药物的作用特点，正确理解服药的次数，由此把握最佳的服药时间，才能最大限度地确保用药安全和有效。

参考文献

陈新谦，金有豫，汤光．新编药物学［J］．17版．北京：人民卫生出版社，2011.

三氧化二砷

——白血病克星 毒药亦解药

文 / 余柱立

1604 年，巴西尔·瓦伦丁在一首诗中对三氧化二砷进行了这样的描述。

> 我是一条邪恶的毒蛇
> 但是通过巧妙的方法
> 将我身上的毒性去除的话
> 我又可以治愈人畜的各种可怕的疾病
> 人们对我一定要正确使用，倍加小心
> 否则我将发挥毒性刺穿很多人的心脏

　　由此可知，三氧化二砷同时具有疾病治疗价值和较强的毒性。下面我们就从毒性作用、治疗价值和不良反应三个方面对三氧化二砷进行简要的介绍。

毒性作用

　　三氧化二砷（亚砷酸酐）又被称为砒霜，呈白色粉末状，无特殊气味，也许正是由于这种特质，才有人将它变成一种杀人毒药，在中国古代的毒杀案中十分常见。自然界中的三氧化二砷通常因含有杂质而呈血红色，酷似丹顶鹤头顶部的颜色，故又有另外一个响亮的名字——"鹤顶红"。

　　砷中毒主要由含砷化合物引起，且三氧化二砷中的三价砷的毒性远高于五价砷。在人体中，含巯基的酶和蛋白质发挥重要的生理活性，而三价砷极易与巯基结合。砷急性中毒会引起一系列的消化道和神经系统症状，主要包括恶心、呕吐、腹痛、血样腹泻、头晕、头痛、痉挛等。长期接触砷还会导致慢性中毒，主要表现为神经衰弱和皮肤损害。

1858 年 11 月，在英国西约克郡的布拉德福德就发生过大规模的砷中毒事件：一不良商家为了获取更多利润，在薄荷糖制作过程中混入劣质原料。不幸的是，该原料掺入了有毒的三氧化二砷，最终导致二十多人死亡。前些年，我国也发生过由于过量或长期摄入牛黄解毒片而导致砷中毒的案例。如此种种，尽管砷中毒听起来很可怕，但人体对砷的耐受程度较高，若及时发现并就医，一般情况下不会致死。

治疗价值

谈到含砷化合物的治疗价值，数千年前，希波克拉底和中国古代的医者就曾用雄黄（其主要成分为三氧化二砷）治疗溃疡。12 世纪初，欧洲人将三氧化二砷用于疟疾的治疗。而砷在医药界的广泛应用是从"福勒溶液"开始的，这种药水的主要成分为砷酸钾，在当时被用于治疗包括各类疼痛、梅毒和皮肤病在内的各种疾病，甚至在 1809 年出现于英国药典中，但因为其疗效甚微而副作用巨大，在 20 世纪 50 年代即被禁用。

随着医学科学的发展，含砷化合物在医药领域的应用逐步进入科学探索的阶段。2015 年，除了屠呦呦及其研究的青蒿素备受瞩目外，还有一位伟大的科学家也被认为最有机会获得诺贝尔奖，他就是发现了三氧化二砷能治疗白血病的张亭栋。他从民间医学中了解到砒霜可以用于癌症的治疗，于是便用该药进行了临床试验，结果显示其在白血病的治疗中有奇效。张亭栋的这一研究成果为三氧化二砷治疗急性早幼粒白血病奠定了重要的基础，其体外研究结果于 1996 年发表在国际著名医学杂志《血液》上。1997 年，美国 Memorial Sloan-Kettering 癌症中心的 Steven Soignet 和 Raymond Warrell 医生对该方法进行了尝试，最终获得良好效果，并于同年将这一研究成果发表在《血液》上。但他们不知道的是，早在 1973 年，张的团队早已明确这一发现。经过漫长的研究和临床试验，三氧化二砷和维甲酸联用于 2018 年 1 月 15 日获得 FDA 批准，用于中低危急性早幼粒细胞白血病（APL）的一线治疗。

APL 简介

APL 的主要发病机制是 15 号染色体上的早幼粒细胞性白血病基因（PML）和 17 号染色体上的维甲酸受体基因（PARα）发生融合，从而产生了异常的 PML-PARα 融合基因，该基因表达 PML/PARα 融合蛋白，这种蛋白质可以阻断细胞分化、抑制细胞凋亡。

可能有人会好奇，什么是分化？它和癌症又有什么联系？简单来说，分化是细胞发挥功能的基础。打个比方，分化程度高的细胞就像成年人，他可以完成被分配的任务；而低分化的细胞就像小孩儿，还不能很好地完成工作。同样，只有分化成熟的血细胞才能在人体内发挥正常功能，而 APL 患者体内产生了大量不能正常工作的细胞，影响了人体的正常功能。另外，我们解释一下凋亡。凋亡也被称为程序性细胞死亡。正常情况下，凋亡发挥清除体内衰老、异常和不需要的细胞的功能，对人体正常细胞是有益的。但如果癌细胞的凋亡受到抑制，对于癌细胞本身是一种保护。因此，我们在治疗中应该促进癌细胞的凋亡。

三氧化二砷治疗 APL 的不良反应

人体对含砷化合物的解毒和排泄功能存在个体差异，因此，不同个体对砷的敏感度会有很大不同。三氧化二砷联合维甲酸在发挥良好治疗效果的同时，不可避免地会使机体产生一些不良反应。在临床用药过程中，我们应该警惕下列不良反应。

（一）维甲酸综合征

发生率为 16%~23%，主要见于急性早幼粒细胞白血病患者，可在用药后的数天或数周内出现。主要表现为呼吸困难、发热、外周性水肿、低血压、体重增加、肌肉骨骼疼痛等；并伴随实验室检查的异常，出现外周血白细胞异常增高，未及时处理可能致命。如在治疗期间出现上述症状或血常规指标异常的情况，应当及时告知医生。

（二）消化系统反应

部分患者服药后会出现消化系统反应，包括恶心、呕吐、厌食、腹痛、腹泻等。这些症状一旦出现，应及时做针对性的治疗。若产生消化系统反应，一般在停药后可逐渐恢复正常。

（三）心血管异常

常见的心血管系统不良反应包括 Q-T 间期延长等。针对可能发生的心血管异常，在治疗期间应进行定期的心电图、血清内电解质和肌酐等指标的监测。如果在治疗期间出现心慌、呼吸短促、眩晕或晕厥等情况，应立即就医。

（四）神经毒性

部分患者在用药后 10~20 天可能出现多发性神经炎和多发性神经根炎，具体表现为四肢疼痛、麻木、敏感性增加，或痛、温、触觉迟钝、消失，同时有肢体无力、远端肌肉萎缩等。临床上以对症治疗为主，严重时需停药观察。出现上述症状时，注意及时告知医生。

（五）生殖毒性

女性患者治疗期间应避免妊娠，并在完成治疗后的 6 个月内采取有效的避孕措施；男性患者在治疗期间以及完成治疗后至少 3 个月内应避免让性伴侣受孕。

 药师特别提醒

> 含砷化合物的毒性值得警惕，但也不用过于紧张。若发生摄入大剂量含砷化合物而导致的急性中毒，可使用二巯基丙醇等药物进行解救。

🜨 **结语**

随着研究的深入，人们还发现三氧化二砷对原发性晚期肝癌有很好的治疗效果。时至今日，科学家们对于三氧化二砷治疗疾病的机制还在不断探索，希望有一天能发现含砷化合物治疗其他疾病的可能性。

参考文献

［1］埃姆斯利，毕小青 . 致命元素：毒药的历史［M］. 北京：生活·读书·新知三联书店，2012.

［2］Platzbecker U，Avvisati G，Cicconi L，et al. Improved Outcomes With Retinoic Acid and Arsenic Trioxide Compared With Retinoic Acid and Chemotherapy in Non-High-Risk Acute Promyelocytic Leukemia：Final Results of the Randomized Italian-German APL0406 Trial［J］. Journal of Clinical Oncology，2017，35（6）：605-612.

［3］Shen Z，Chen G，Ni J，et al. Use of arsenictrioxide（As$_2$O$_3$）in the treatment of acute promyelocytic leukemia（APL）：Ⅱ［J］. Blood，1997，89（9）：3354-3360.

替莫唑胺胶囊怎么给孩子吃，妈妈们请看过来

文 / 潘莹

> 　　替莫唑胺是一种新型口服抗肿瘤药物，抗瘤谱广、活性高且口服吸收好，可透过血脑屏障，常用于儿童脑肿瘤、Ewing' S 肉瘤以及其他实体瘤的治疗。该药有一定的毒性和刺激性，临床上常制成胶囊剂型，需要吞服。药品的处方资料也强调，应以一杯水吞服而不能将胶囊打开或咀嚼。但是，一些需要使用替莫唑胺的小患者常常是幼儿，小编药师曾经见过最小的患者仅有 2 岁，怎么让这些孩子吃上药常常让妈妈们挠破了头。下面，我们就针对儿童服用替莫唑胺胶囊的常见问题进行讲解，供妈妈们参考。

Q 孩子吞不下胶囊怎么办？

　　对于难以吞服替莫唑胺胶囊的儿童患者，可以打开胶囊剂，将胶囊内的粉末溶解在苹果汁里给孩子服用。

Q 能否用水代替苹果汁进行配药？

　　在酸性条件下，替莫唑胺的稳定性可维持 1 小时左右；中性至碱性条件下，5 分钟左右开始降解。为保证药物的活性，建议用酸性苹果汁溶解药物粉末，且配药液时应尽量做到现配现用。另外，苹果汁也可以掩盖药物的气味，相较于水更能让孩子接受。

Q 什么时候服用效果最好？

　　替莫唑胺建议空腹服用。空腹状态下，胃内 pH 值最低，更利于药物

防癌抗癌药知道

吸收进入体内；而进餐后胃内 pH 上升，药物吸收效果会大打折扣。另外，服药至少 1 小时后才可以进食。

❓ 孩子吃药后吐了怎么办？

替莫唑胺在口服后 0.5~1.5 小时可吸收完全。如果孩子在用药后 1.5 小时之后发生呕吐，由于此时药物几乎已被完全吸收，不用担心因为呕吐导致用药不足的问题；如果是在用药后 1.5 小时之内出现呕吐，则情况比较复杂，由于难以判断吸收进入体内的药量，建议咨询专业的药师或医生，切勿擅自补充药物剂量。

❓ 妈妈在配药时需要注意防护吗？

替莫唑胺本身具有致癌、致畸、皮肤黏膜刺激等毒性，妈妈为孩子配置药液时，一定要做好防护：配药时需戴上口罩，防止药物粉末的飞扬与吸入；带上一次性手套，避免直接与药物粉末接触；配药的杯子、汤勺建议专用，并确保在清洗干净、消毒后使用；配置后的空胶囊、手套等不要随意放置。

❤ 结语

替莫唑胺属于细胞毒类化疗药物，对于无法吞咽的孩子，给药时不但要注意服药时间和药液的配制方法，也要做好个人防护，这样才能最大限度地发挥药物疗效、降低用药风险！

关于化疗推迟，你必须知道的

文 / 邱妙珍

每每到了长假前，正当绝大多数小伙伴们都在翘首以待的时候，肿瘤专科医院的医生们除了依旧满负荷地运转外，还在为床位周转不过来而发愁：床位预约本上还有 20 多个病人在等着床位呢！

每年 9~10 月以及开春的 1~2 月是节假日比较多的时候，而节后的 1~2 周必定是肿瘤科室最为头疼的时候。很多患者因为节假日，不得不推迟化疗。这个时候，一些比较紧张的患者或家属会反复地问：推迟化疗到底会不会影响病情？

为了回答这个问题，我们首先要来了解一下：为什么化疗有周期性？

化疗是一种全身性的治疗手段，不管是口服用药还是打针，药物都会通过血液到达全身各个部位。要使药物发挥抗肿瘤作用，体内需要达到一定的药物浓度。药物进入体内之后，会被肝脏或肾脏代谢，进而排出体外，因此，药物浓度会随着时间的推移逐渐降低。根据药物代谢的半衰期和既往试验的基础数据，为了保证药物在体内保持稳定的、能够抑制肿瘤生长的浓度，临床上常用的方案一般是每 2 周或每 3 周进行一次化疗。

经常有患者反映，临近下次化疗的时候与肿瘤相关的症状就会比较明显，比如疼痛、腹胀等，这其实就是药物浓度下降的缘故。

由于种种原因，很少有患者能够完全按照预定的时间点进行化疗。导致患者延期进行化疗的原因有很多，主要包括以下几种。

（1）由于不良反应，如白细胞下降、肝肾功能异常或手足麻木等，不能按期进行下一程化疗。

（2）患者本身对化疗产生心理恐惧，或由于路途太远，不自觉地延长化疗的间隔时间。

（3）节假日。

（4）经济原因，有的患者是凑够费用了就来打一次化疗，回去之后再努力凑下一次化疗的费用。

（5）其他。

针对以上不同原因引起的化疗延期，解决方法也有所不同。我们应该考虑化疗的目的，并可据此将化疗推迟大致分为两种情况：如果是根治性化疗，比如对于淋巴瘤来说，其通过化疗是可以根治的，且化疗的剂量强度非常重要，对于这类疾病，我们要克服一切困难，如通过预防性给予升白针来减轻不良反应等，从而尽量保证患者能够按时化疗；而如果是姑息性化疗，则患者的生活质量更为重要，在这种情况下，稍微推迟化疗，其影响也不大。

大部分临床研究规定，如果患者的化疗时间比预期晚了 2 周，则需要退出研究。因此，我们一般建议患者延迟化疗不要超过 2 周。

在这里，我们针对几种化疗推迟的情况，呕心整理出几个小贴士，希望能帮到有需要的大家。

1. 不良反应导致的延期

需要待相应的不良反应恢复到可以接受的范围内，才能继续进行化疗。这种情况下，延迟多久的问题已经不重要了，关键的是什么时候恢复，且下一次化疗时，要根据不良反应最严重的程度来决定是否需要调整剂量。此外，温馨提醒患者在下一次化疗的时候，要将上次化疗后的不良反应反馈给医生，以方便医生做出判断。

2. 患者主观因素或地理位置太远导致的延期

对此我们建议，要克服心理上和地理上的困难，争取按时化疗。

3. 节假日所致的延期

对于中秋、清明等连放 3 天的假期，进行化疗最多也就延期 3 天，总体来说影响不大；当遇到像国庆、春节这种连放 7 天的假期，一些医院会在假期中间开诊半天，以满足部分患者的需求，并争取在节后尽快安排好床位。但因为床位紧张，还是可能会有少部分患者需要在节后多等待几天，也请大家谅解！而且，按照临床试验的退组节点，化疗延期不超过 2 周是可以接受的。

接受化疗，家人也会"中毒"吗

文 / 魏雪

化疗，即化学药物治疗，是指通过使用化学治疗药物杀灭癌细胞，以达到治疗目的。化疗是目前抗肿瘤治疗的重要手段之一。

所谓"杀敌一千，自损八百"，化疗药物在杀伤肿瘤细胞的同时，对身体正常组织细胞也有杀伤作用，因此会引起不同程度的毒性反应。化疗的毒性反应分为急性毒性反应与远期毒性反应。①化疗的急性毒性反应可表现为局部反应（如局部组织坏死、栓塞性静脉炎等）和全身性反应（包括消化道系统、造血系统、免疫系统、神经系统、肝功能损害以及皮肤和黏膜反应、心脏反应、肺毒性反应、肾功能障碍及其他反应等）。②化疗的远期毒性反应主要是生殖功能障碍及致癌、致畸作用等，一般在化疗结束后数月或数年内发生。

患者在接受治疗时，进入体内的化疗药物及其活性代谢物可通过不同途径（如唾液、汗液、尿、粪便等）排出人体，可能造成环境污染。长期、反复接触到这些含有化疗药物的污染物，会增加家庭成员"中毒"的风险。另外，有些患者难以吞服完整的药片或胶囊，当家属为其磨碎药片或打开胶囊时，皮肤可能接触药物表面，眼睛和黏膜可能接触药物粉末，从而增加化疗药物暴露的风险。

已有研究表明，接受环磷酰胺、氟尿嘧啶化疗的患者的排泄物（如尿、汗液）、分泌物、呕吐物、粪便等飞溅会污染洗手间环境（如马桶座圈、水槽、水龙头、地板、洗手间门旋钮等），其家庭成员如果长期、反复暴露在

"污染"的环境中，他们的尿液中也能检测到给患者使用的化疗药物成分！

间接接触化疗药物，也可能出现以下的"中毒"症状，如：脱发、接触性皮炎、肝细胞损害、血常规异常等。如果家庭成员中有孕妇，可能出现自然流产等。为了尽可能减少化疗药物在家庭中的污染，您需要知道以下几点。

1. 需要进行用药防护的药物剂型有哪些？

（1）各类口服药物。

（2）注射剂型药物。

2. 需要进行用药防护的药物有哪些？

（1）细胞毒性药物　包括烷化剂（如白消安、环磷酰胺）、抗代谢药物（如 5- 氟尿嘧啶、卡培他滨）、植物类抗肿瘤药（如依托泊苷）、其他细胞毒性药物（如替莫唑胺）等。

（2）其他药物　某些激素类药物（如甲地孕酮、他莫昔芬）及口服靶向药物（如厄洛替尼、索拉非尼）等。这些药物有潜在的生殖毒性，有孕妇的家庭也需做好用药防护。

3. 用药防护该怎么做？

（1）接触药物前，应戴上手套和（或）口罩，避免皮肤、黏膜直接接触。如需帮患者取服化疗药物，应戴上手套后从锡箔纸中取出药物。如因特殊原因需研磨药物或打开胶囊，除须戴上手套外，还要戴上口罩，避免吸入药物粉末。

（2）应避免直接接触化疗患者的污染物（如血液、尿液、粪便、呕吐物、胸水、腹水等），并尽量减少接触污染物的人数。

（3）如需处理排泄物，建议戴上双层手套再进行清洁工作。戴手套前后，均应该彻底洗净双手。失禁的患者可使用尿布，当需要清洁护理时，建议用性质温和的肥皂液洗净沾有污染物的皮肤。

（4）在有条件的情况下，建议患者使用单独的卫生盥洗设施；若没有条件，在使用设备时，应加盖马桶盖圈并冲洗厕所 2 次。

（5）患者的衣物、床单及其他个人物品应与其他家庭成员的分开清洗。

（6）在有条件的情况下，建议分开餐具进食。

（7）建议将防护时间设置为化疗期间及化疗结束后 4~7 天。

（8）化疗后如有性接触，建议在治疗后 48 小时内使用安全套。

 药师特别提醒

在化疗期间，患者本人及家人只要注意用药防护及个人卫生，一家人就可在同一屋檐下和谐愉快地生活，无须过分担心及焦虑。

参考文献

［1］Joanne Lester，PhD，CRNP，AOCN. Safe Handling and Administration Considerations of Oral Anticancer Agents in the Clinical and Home Setting ［J］. Clinical Journal of Oncology Nursing，2012，16（6）：E192–E197.

［2］Michiko Yuki，et al. Evaluation of surface contamination with cyclophosphamide in the home setting of outpatients on cancer chemotherapy ［J］. Journal of Nursing Education and Practice，2014，4（10）：16–23.

［3］Michiko Yuki，et al. Exposure of family members to antineoplastic drugs via excreta of treated cancer patients ［J］. J Oncol PharmPractice，2015，19（3）：208‐217.

［4］Barte SB. Safe practices and financial considerations in using oral chemotherapeutic agents ［J］. Am J Health–Syst Pharm，2007，64，Suppl 5：S8–S14.

［5］Yaakov Cass，MSc，FRPharm S，et al. Safe Handling of Oral Antineoplastic Medications Focus on Targeted Therapeutics in the Home Setting ［J］. J Oncol Pharm Pract，2017，23（5）：350‐378.

［6］Paula Chavis–Parker，et al. Safe chemotherapy in the home environment ［J］. Home Healthcare Now，2015，33（5）：246–251.

肺癌患者咳嗽该吃什么药

文／梁蔚婷

> 咳嗽在肺癌患者中是一种常见的症状。
>
> 一项研究发现：57%的肺癌患者会发生咳嗽，其中，有一半的这些患者认为咳嗽需要治疗，在这些患者中又有23%感觉咳嗽伴有疼痛。

肺癌的治疗也会引起咳嗽，比如手术、放疗、化疗等。那么，排除这些治疗所引起的咳嗽，对于肺癌本身引起的咳嗽，是否需要药物治疗？如果需要，又该怎样处理呢？

什么时候需要药物治疗？

对肺癌患者咳嗽症状的处理，包括癌症的治疗、并发症的处理以及镇咳治疗。癌症以及非癌症引起的咳嗽可能为以下原因：肿瘤的浸润或阻塞、胸腔积液或心包积液、肺不张、感染、胃食管反流、肺栓塞、现有慢性阻塞性肺疾病（COPD）加重或慢性心衰加重、上腔静脉综合征、放疗或化疗等。对于上述原因导致的咳嗽，需要进行抗肿瘤治疗、胸水引流、抗感染或激素治疗。此外，还需要区分咳嗽是干咳还是伴有咳痰。有痰的要用黏液溶解剂，干咳则应当以控制咳嗽发作为主。

在开始治疗咳嗽之前，需要对患者进行全面的评估，分析可能导致咳嗽的原因并给予相应的治疗。全面评估应包括药物评估，如血管紧张素转换酶（ACE）抑制剂可能会引起咳嗽、一些化疗药物引起的肺毒性表现为咳嗽等。

　　癌症患者咳嗽的治疗包括非药物治疗和药物治疗，下面就和大家谈谈咳嗽的药物治疗。

Q 对于成年肺癌患者的咳嗽，推荐使用哪些药物呢？

　　（1）建议首先选择止咳糖浆。含福尔可定或右美沙芬的止咳糖浆具有中枢镇咳作用。

　　（2）当止咳糖浆不能起效时，建议选择阿片类衍生物。对于肺癌患者的镇咳，阿片类衍生物是目前证据最充足的药物，包括福尔可定、双氢可待因和吗啡等。不优先推荐可待因（如可待因片、可待因桔梗片）。

　　（3）如果阿片类衍生物和其他中枢镇咳药（如右美沙芬）不能控制咳嗽，口服吗啡片就需要上场了。

　　（4）建议就寝时服用 1 次福尔可定、可待因或吗啡，从而有效缓解咳嗽和改善睡眠。

　　（5）当患者出现吗啡耐药性咳嗽时，建议使用外周镇咳药，如左羟丙哌嗪、莫吉司坦、左旋氯哌啶等。其中，左羟丙哌嗪可能与双氢可待因或莫吉司坦是等效的，而且可能比右美沙芬缓解咳嗽见效更快。

　　（6）当外周镇咳药也对阿片类耐药的咳嗽无效时，建议尝试局部麻醉药物，比如利多卡因、丁哌卡因或苯佐那酯。

各种镇咳药物剂量推荐表
药物：简单的止咳糖浆 剂量：每次 5ml，每日 3 次或每日 4 次
药物：右美沙芬 剂量：每次 10~15ml，每日 3 次或每日 4 次
药物：福尔可定 剂量：每次 10ml，每日 4 次

各种镇咳药物剂量推荐表
药物：可待因 剂量：每次 30~60mg，每日 4 次
药物：吗啡 剂量：低剂量的吗啡缓释片，如每次 5~10mg，每日 2 次
药物：左羟丙哌嗪 剂量：每次 75mg，每日 3 次
药物：莫吉司坦 剂量：每次 100~200mg，每日 3 次
药物：左旋氯哌啶 剂量：每次 20mg，每日 3 次
药物：苯佐那酯 剂量：每次 100~200mg，每日 4 次
药物：利多卡因雾化 # 剂量：0.2%，每次 5ml，每日 3 次
药物：丁哌卡因（又称布比卡因）雾化 # 剂量：0.25%，每次 5ml，每日 3 次

 温馨提示

治疗前一定要让肿瘤科医生进行全面的评估哦！

参考文献

Alex Molassiotis, et al. Symptomatic Treatment of Cough Among Adult Patients With Lung Cancer: CHEST Guidelines and Expert Panel Report［J］. Chest, 2017, 151（4）：861–874.

防癌抗癌药知道

"后顾"之忧：癌症治疗会影响"生育力"吗

文 / 潘莹

随着医学的进步，癌症患者的寿命大大延长，许多适龄及未成年患者都不可避免地会遇到结婚、生子的问题。目前，无论放疗、化疗还是其他的新技术，都可能在很大程度上影响甚至彻底破坏患者的生育功能。因此，对有生育要求的育龄患者和未成年人来说，在癌症治疗开始前考虑这一问题非常重要。

◎ **什么是生育力？**

"生育力"是一个医学术语，用于描述男性生育小孩的能力或女性怀孕的能力。

◎ **哪些癌症治疗可能引发生育力问题？**

1. 化疗

化疗是指能杀死癌细胞或阻止其生长的药物治疗。

（1）对于男性患者　化疗特别是含烷化剂（环磷酰胺、氮芥、白消安等）的化疗方案可能损伤睾丸，使之无法产生精子、产生精子量过少或产生不健康的精子。这会造成一定问题，因为只有健康精子达到一定数量时才能让女性怀孕。

（2）对于女性患者　化疗可能损伤或破坏卵巢中的卵子、使女性停经或月经不规律，环磷酰胺是目前记录最多、诱导卵巢功能衰竭最强效的药物。

2. 放疗

放疗是利用大剂量 X 射线（辐射）来杀死癌细胞的一种癌症治疗方法。

（1）对于男性患者　放疗可能损伤睾丸，使之无法产生精子、产生精子量过少或产生不健康的精子。

（2）对于女性患者　放疗可能损伤或破坏卵巢中的卵子、使女性停经或月经不规律。此外，放疗还可能损伤子宫，使得女性难以怀孕。

3. 手术

手术可能损伤人体生殖器，包括男性的睾丸、阴茎等以及女性的卵巢、子宫等。若生殖器在治疗期间被去除或损伤，女性将不能或难以怀孕，男性也将不能或难以生育小孩。另外，男性患者如果接受靠近睾丸和阴茎的手术，有时会损伤附近的神经，使男性难以射精。

化疗和放疗都可能损害男性和女性生殖器中的细胞。但是，并非所有接受化疗或放疗的患者都会出现生育力问题，这取决于化疗药物的种类、剂量或放疗的剂量、部位。建议患者在接受肿瘤治疗前与您的肿瘤医生以及生殖专科医生讨论上述问题。

Q **想保存生育力应该做些什么？**

在癌症治疗开始之前，应当与肿瘤医生以及生殖专科医生进行交流，可采取某些影响生育力的概率较低的治疗。

Q **保存生育力有哪些方式？**

1. 对于成年男性患者

可采取精子冻存，即在癌症治疗开始之前采集精子，冷冻保存直到需要时。

2. 对于成年女性患者

（1）可采取胚胎冻存，即在癌症治疗开始前采集卵子，由医生在实验室采用精子使之受精，并培养出胚胎（女性的卵子和男性的精子结合后所生长出的一组细胞）。然后，胚胎将被冷冻保存，以待日后使用。

（2）未受精卵母细胞冻存。

（3）使用药物以降低卵巢在癌症治疗期间的功能。

3. 对于儿童患者

应特别关注，可根据孩子的性别以及孩子是否已经历了青春期，将其分为两种情况。

（1）对于已进入青春期的男孩或女孩　可采取精子冻存（男孩）或卵母细胞冻存（女孩）的方法。

（2）对于尚未经历青春期的男孩和女孩　保存生育力的方案是睾丸或卵巢组织冻存，目前尚处于研究阶段。

Q 哪种选择最适合？

保存生育力的最佳方式取决于癌症的种类、治疗方案以及患者的年龄和个体状况，且患者需要根据不同的选择与医生进行讨论。做决定时，可能要考虑以下几个方面。

（1）各选择方案的优点和缺点。

（2）医生认为各种选择方案的有效程度。

（3）选择方案所需时间。例如，胚胎冻存过程需要数周，这可能会推迟癌症治疗的开始时间。

（4）各选择方案的成本。例如，精子冻存或胚胎冻存的价格。

参考文献

Kutluk Oktay, Brittany E Harvey, Ann H Partridge, et al. Fertility Preservation in Patients with Cancer: ASCO Clinical Practice Guideline Update［J］. J Clin Oncol, 2018, 36（19）: 1994-2001.

癌症患者如何补硒

文 / 胡继藤

> 硒是人体所必需的微量元素之一，作为谷胱甘肽过氧化物酶的重要成分，能消除体内过多的自由基，同时还能调节多种维生素的吸收和消耗，与维生素 E 协同保护细胞膜，并在体内参与多种酶的催化反应，以维持正常机体功能。
>
> 大量研究资料表明，硒对低硒状态所致的各种疾病均有较好的预防和治疗作用，同时还具有增强机体免疫功能和抗衰老的作用。流行病学研究表明，许多癌症都与硒的摄入量不足或硒缺乏有关。

为什么硒具有防癌作用呢？

硒是影响癌症发生的因素之一，其防癌作用是通过多种机制来实现的。

1. 增强免疫力，改善免疫功能，提高抗癌能力

免疫力下降是肿瘤发生、发展的重要因素之一。研究表明，硒不但能显著地影响免疫系统、调节机体生理功能，还能促进部分淋巴细胞产生抗体，从而使血液中的免疫球蛋白增多或维持在正常水平。

2. 阻断肿瘤血管形成，防止肿瘤复发、转移

肿瘤的转移和生长，依赖于其自身建立的一套血管系统，进而从人体中夺取养分，来满足其快速生长的需要。而硒可以促进"肿瘤新生血管生

防癌抗癌药知道

成抑制因子"的生成，从而抑制"肿瘤新生血管网"的形成与发展，切断肿瘤细胞的营养供应渠道。

3. 减少化疗药物的毒性

研究显示，在化疗前后服用较大剂量的硒，可以减少白细胞降低、恶心、呕吐、食欲减退、严重脱发、肾毒性等副作用，有助于合理加大化疗药物的剂量，以取得更好的疗效。

4. 降低化疗药物的耐药性

如果进行长期化疗，恶性肿瘤细胞容易产生耐药性。使用化疗药物的同时补充高剂量硒，可以显著降低恶性肿瘤细胞对化疗药物的耐药性，使之始终对化疗药物保持敏感，有利于治疗的持续进行。

Q　日常生活中应当如何科学地补硒呢？

硒首先可以从食物中获取，含硒较多的食物主要有海产品（其中以大红虾、龙虾、沙丁鱼、金枪鱼的含硒量最高）、肉类、动物内脏、蛋制品、坚果类、大蒜（除补硒外，本身也具有很好的抗癌作用）、紫薯、菌类等。在日常饮食中，可以适当增加上述几类食物的摄取量，以保证硒的摄入充足。

Q　光靠食物能摄入足够的人体所需的硒吗？

摄入含硒量高的食物并不代表人体能够对其完全吸收，摄入人体内的硒大约只有50%~80%能够被吸收利用。考虑到膳食均衡的问题，部分食物如动物内脏、禽蛋类等含有的胆固醇较多，不宜多吃；海产品的含硒量虽高，但利用率低；蔬菜水果的含硒量低，对人体所需硒摄入量的贡献较小。综上所述，光靠食物并不能完全满足人体对硒的需求，尤其是对于需要摄入更大量硒的癌症患者。正因如此，一些富硒制剂被用来作为弥补食物含硒不足的硒补充剂。

Q　什么是富硒制剂？

研究表明，无机硒（如亚硒酸盐和硒酸盐）进入人体后很快通过排泄途径被排出体外，在体内停留时间较短；其毒性大于有机硒，而活性又低于有机硒，因此不适合直接添加到食品中。有机硒在人体内停留的时间较长，在人体硒营养状况良好的情况下，有机硒可以被贮存起来；当人体硒摄入不足时，贮存的有机硒能够作为补充进入生理代谢，满足机体对硒的需求。通过生物富硒方法，将无机硒转化为有机硒所生产出的富硒食品及添加剂被称为富硒制剂。

目前常见的富硒制剂主要为富硒酵母，这是因为酵母对许多微量元素（如铁、钙、锌、硒、铬等）具有较强的富集作用。硒酵母片是目前临床上常用的富硒酵母制剂之一，它是将硒元素加入酵母菌中，进行发酵培养，使无机硒通过结合转化为有机态的硒，再将酵母浓缩干燥，得到淡黄色的富硒酵母粉，进而制备形成。

Q 如何正确服用富硒制剂？

富硒酵母作为最主要的富硒制剂，由于其具有酵母特有的臭味，许多人在服用时都是直接将其整片吞服。但酵母片含有较多的黏性物质，如不嚼碎，可能会在胃内形成黏性团块而影响硒元素的吸收。因此，平时服用硒酵母片时，应当将其嚼碎服用，这样才更有利于硒的吸收利用。

 药师特别提醒

在日常生活中，癌症患者应当注意补硒的方式方法：平时可以适当多吃一些含硒量高的食物，但要注意膳食均衡；在食补的同时，可遵照医生和药师的建议，适当补充一些富硒制剂，双管齐下，打好与癌症斗争的持久战。

参考文献

[1] 王以明，汪模辉，张勇，等. 硒和硒化物的药理及药效学研究 [J]. 药学进展，2003，（27）2：96-99.

[2] 蒋立科，巴宇青，詹万贵. 蜜蜂合成有机硒对酿蜜的影响 [J]. 食品科学，1994，7：45-48.

防癌抗癌药知道

［3］Clark L C，Albert D S. Selenium and cancer: risk or protection ［J］. J Natl Cancer Inst，1995，87: 473–475.

［4］倪根珊，丁兆平，姜恩欣. 硒的药理作用及其保健价值［J］. 药学情报通讯，1993，（4）11: 4–7.

［5］金丰秋，金其荣. 硒酵母（有机硒）与硒酸、亚硒酸（无机硒）在安全性方面的差别［J］. 适用技术市场，2001，11: 33–34.

［6］贾洪锋，贺稚非，刘丽娜. 富硒酵母的研究进展［J］. 四川食品与发酵，2005（41）3: 8–12.

预防宫颈癌的 HPV 疫苗，你适合接种吗

文 / 李晓燕

> 听说社区卫生服务中心可以接种 HPV 疫苗，小张有些犹豫，不知道这个疫苗是什么？适合什么人接种？于是，她来到医院药物咨询窗口。咱们来看看她和医务人员的沟通情景！

小张

您好，听说我们社区卫生服务中心现在可以接种 HPV 疫苗，请问 HPV 是什么？

药师

您好，HPV 是人乳头瘤病毒（human papilloma virus）的英文缩写，能引起人体皮肤、黏膜的鳞状上皮增殖。该病毒只侵犯人类。

HPV 家族有 200 余号成员，和恶性肿瘤发生有关的，被称为高危型 HPV。其中，HPV16、18 亚型与恶性肿瘤的关系最为密切，是 70% 以上的宫颈癌、80% 的肛门癌、60% 的阴道癌、40% 的外阴癌的重要诱因。

HPV 亚型与所致疾病

HPV 亚型	相关疾病
3、10、27、28、41 等	扁平疣
1、2、4、7、27、29、40、54 等	寻常疣

续表

HPV 亚型	相关疾病
1、4 等	跖疣（足底疣）
6、11、16、18、31、33、35 等	尖锐湿疣、CIN1
6、11	喉鳞癌；外阴、阴茎、肛门等处的 Buschke–Lowenstein 瘤（巨大尖锐湿疣）
16、18、31、33、35、39、45 等	宫颈癌、生殖器癌、肛门癌

小张

那感染这个病毒都是通过什么途径呢？

药师

最主要的是性接触，其他的传播途径有母婴传播、间接物体传染、自体接种（即接触自身患处后造成身体其他部位感染）。

小张

感染 HPV 一定会得癌吗？

药师

HPV 非常常见，有性生活的妇女一生中感染过 HPV 的可能性高达 40%~80%。但超过 80% 的 HPV 在感染后 8 个月内会被自然清除，只有少数持续高危型 HPV 感染 2 年以上才有可能致癌。

高危型 HPV 致癌通常要经历"HPV 感染—持续感染—癌前病变—癌症"几个阶段，这一过程通常持续 10~20 年。在此期间，患者可能自愈，也可以通过治疗而终结这个进程。

小张

只有女性能接种 HPV 疫苗吗？多大年纪可以接种呢？

药师

男女均可接种 HPV 疫苗。关于接种年龄，美国推荐是 9~26 岁，在全球范围内一般认为是 9~45 岁。较为一致的观点是，HPV 疫苗的最佳起始接种年龄是 11~12 岁。

小张

那这个 HPV 疫苗需要接种几针？

药师

如果初次接种的时间是 15 岁或 15 岁以后，需要接种三针。二价疫苗分别是第 0、1、6 个月接种，共需 6 个月；四价和九价疫苗分别是第 0、2、6 个月接种，共需 6 个月。

如果首次接种 HPV 疫苗是在 15 岁以前，只需接种两针即可。两针的接种时间是第 0 个月和接种后 6~12 个月。如果两针的接种间隔小于 5 个月，推荐接种第三针。

小张

现在市场上有哪几种 HPV 疫苗呢？

药师

目前，在全球市场上供应的 HPV 疫苗主要有三种：二价（针对 HPV16、18 型）、四价（针对 HPV6、11、16、18 型）、九价（针对 HPV6、11、16、18、31、33、45、52、58 型）。

"价"代表针对的病毒类型的数目。中国内地（大陆）现在批准的有中国厦门万泰生产的二价疫苗馨可宁、葛兰素史克生产的二价疫苗希瑞适以及默沙东生产的四价疫苗佳达修和九价疫苗佳达修 9。

小张

有没有人不适合接种这个疫苗呢？

药师

　　曾对 HPV 疫苗或其任何成分，包括蛋白质、酵母等有严重的过敏反应以及感冒发热的人，不适宜接种 HPV 疫苗。虽然目前没有发现 HPV 疫苗对孕妇不利的证据，但对于孕妇或计划怀孕的女性，仍不建议接种。有血小板减少症或其他可成为肌内注射禁忌证的凝血功能障碍者也不宜接种。

小张

好的，在哪里可以接种 HPV 疫苗呢？

药师

　　二价和四价疫苗在各城市的社区医院及社区卫生服务中心，也就是平时的儿童免疫接种门诊都可以进行预约接种。但由于 HPV 疫苗属于自愿自费接种疫苗，不是每一家社区医院和社区卫生服务中心都必须购进的。所以，要想接种 HPV 疫苗，除了多询问一些门诊外，还可以向当地疾病预防控制中心了解情况。

小张

好的，谢谢你！

药师

不客气！

参考文献

[1] Committee Opinion No. 704: Human Papilloma virus Vaccination [J]. Obstet Gynecol, 2017, 129（6）: 173–178.

[2] 程晓东，谢幸. HPV 预防性疫苗应用现状 [J]. 实用妇产科杂志，2017，33（2）: 86–89.

[3] 中华医学会妇科肿瘤学分会，中国优生科学协会阴道镜和宫颈病理学分会. 人乳头瘤病毒疫苗临床应用中国专家共识 [J]. 中国妇产科临床杂志，2021，22（2）: Ⅰ–Ⅹ.

第 二 章

解码抗癌 "神药"

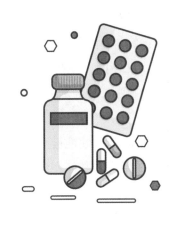

什么是抗肿瘤靶向药物

文 / 余柱立

靶向药
（利箭）

定义　抗肿瘤靶向药物是专门针对肿瘤特异性靶点的治疗药物。一般来说，这些特异性的靶点（如某一蛋白质）在肿瘤细胞中高表达，而在正常细胞中不表达或者表达量很低。通过阻断这些特异性的靶点，药物就可以抑制肿瘤的生长、杀死肿瘤细胞。

优势　抗肿瘤靶向药物可以选择性地被运送到肿瘤部位，使治疗作用及其他药物效应尽量被限定在特定的肿瘤靶细胞、靶组织或靶器官内，从而不影响或很少影响正常细胞、组织或器官的功能，最终达到提高疗效、减少或减轻不良反应的目的。

Q 与化疗药物的关键区别是什么？

> 靶向药物：精准攻击肿瘤细胞。

> 化疗药物：无差别攻击，不区分正常细胞和肿瘤细胞。

发展历史 抗肿瘤靶向药物的临床应用历史已经有二十余年，是肿瘤治疗领域取得的里程碑式的巨大进步。

1960 ○ Peter Nowell 和 David Hungerford 发现“费城染色体”与白血病存在关联

1987 ○ 首次发现肺癌细胞的关键基因弱点与 EGFR 存在关联

1993 ○ Kim 等发现肿瘤细胞生长依赖于 VEGF 对新生血管形成的促进作用

1997 ○ 首个靶向药利妥昔单抗（美罗华）获批

1998 ○ 首个乳腺癌靶向药曲妥珠单抗（赫赛汀）获批

2001 ○ 伊马替尼（格列卫）首次被用于部分类型白血病的治疗

2003 ○ 首个用于非小细胞肺癌的靶向药吉非替尼（易瑞沙）获批

2004 ○ 首个抗 VEGF 药贝伐珠单抗（安维汀）获批

2004 ○ 用于治疗晚期大肠癌的靶向药西妥昔单抗（爱必妥）获批

2005 ○ 首个用于肾癌的靶向药索拉非尼获批

2005 ○ 首个用于胰腺癌的靶向药厄洛替尼（特罗凯）获批

2015 ○ 首个 CDK4/6 抑制剂哌柏西利获批

2018 ○ 首个 PARP 抑制剂奥拉帕利获批

参考文献

［1］董坚.肿瘤靶向治疗药物与临床应用［M］.北京：科学出版社，2018.

［2］David G Savage，Karen H Antman.Imatinibmesylate：A new oral targeted therapy［J］. New england journal of medicine，2002, 346（9）: 683-693.

［3］Mok TS, Wu YL, Thongprasert S，et al. Gefitinib or carboplatin-paclitaxel in pulmonary adenocarcinoma［J］. N Engl J Med, 2009, 361（10）: 947-957.

［4］Berndt N, Karim R M, Ernst Schonbrunn. Advancesof small molecule targeting of kinases［J］. Current Opinion in Chemical Biology，2017, 39: 126-132.

［5］Cohen N A, Kim T S, Dematteo R P. Principlesof Kinase Inhibitor Therapy for Solid Tumors［J］. Annals of Surgery，2016，265（2）: 311.

关于肿瘤靶向药，最需要了解的 8 个问题

文 / 陈卓佳 梁蔚婷

近年来，靶向药物在肿瘤治疗上的应用越来越广泛，但对于它的疗效、副作用等，很多病友仍旧很困惑。下面，我们就从科普的角度来为大家解答：关于肿瘤靶向药你最需要了解的 8 个问题。

问题 1 哪些肿瘤需要使用靶向药物？

- 早期：乳腺癌等。

  目标：治愈。

- 中晚期：甲状腺癌、鼻咽癌、肺癌、乳腺癌、食管癌、胃癌、肝癌、肾癌、结直肠癌、黑色素瘤、神经内分泌瘤、肉瘤等。

  目标：提高生活质量、延长生存时间。

- 其他：淋巴瘤、白血病、多发性骨髓瘤等。

  目标：提供治愈机会，延长生存时间。

问题 2 靶向药物贵不贵？

在国家对大病医治的高度重视下，国家医保局多次开展抗癌药专项准入谈判，目前已有多种靶向药物成功进入国家医保药品目录，个别一线抗癌药价格降幅超过 60%，靶向治疗费用大幅降低。

问题 3 靶向药物有什么副作用？

相对于化疗药物，靶向药物的副作用一般程度较轻。

- 常见的副作用包括：疲乏、皮疹、恶心、呕吐、口腔炎、手足皮肤

反应、肌肉关节疼痛、腹泻、高血压、中性粒细胞减少、肝功能异常（如转氨酶升高）等。

- 具体药物的副作用以说明书为准，请咨询您的医生或药师，以获取更全面的信息。

问题4 孕妇和哺乳期妇女可以使用靶向药物吗？

出于对胎儿及婴幼儿的安全考虑，妊娠和哺乳期间不建议使用靶向药。

问题5 使用靶向药物期间，可以考虑受孕和妊娠吗？

由于靶向药物可能对胎儿存在不利影响，用药期间应避免受孕，因此，建议采取有效的避孕措施（如使用避孕套）。

问题6 靶向药物用药前要准备些什么？

- 实验室检查：组织或细胞病理学确诊、特殊分子的病理检测（免疫组化）、血常规和血生化检查等。
- 影像学检查：B超、X线、磁共振（MR）、计算机断层扫描（CT）等。
- 咨询医生：向医生提供健康状况证明和正在服用药品（包括保健品、补品等）的相关信息。
- 基因检测：部分靶向药物在用药前，需要进行靶点检测，具体与肿瘤的类别和治疗目的有关，需要专业的医生进行评估（见图：靶点、疾病、靶向药物的对应关系）。

问题7 靶向药物需要使用多长时间？

- 早期肿瘤（如 HER2 阳性乳腺癌）

  术前新辅助：一般使用 3~6 个周期。

  术后辅助：持续用药 1 年或至疾病复发或出现不可耐受毒性。
- 中晚期肿瘤

  持续使用靶向药物，直至疾病进展或出现不可耐受毒性。

问题8 靶向药物用药多久后评估疗效？

- 疗效评估一般在 2~4 个疗程后进行。

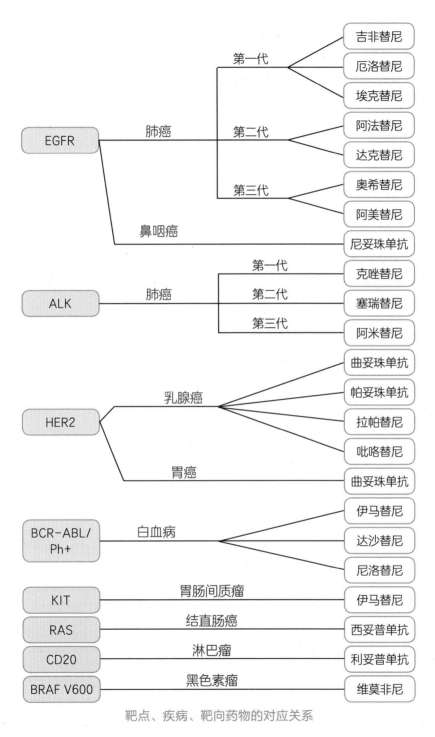

靶点、疾病、靶向药物的对应关系

服用靶向药时，
你该注意些什么

文 / 余柱立

当你做好了充分的前期咨询和用药前准备，开始遵照医嘱服用肿瘤靶向药物后，又有哪些讲究呢？下面我们就来看看，靶向药物用药期间需要注意的那些小问题。

Q 靶向药物应当如何储存呢？

对于肿瘤靶向药物，应密封储存，放置在阴凉、避光处以及儿童不会接触的地方。

Q 服药期间，能否同时服用其他药物和特定食物？

大部分靶向药经肝脏 CYP 酶代谢，因此，服药期间应注意药物间的相互作用。

（1）服用安罗替尼期间，如果同时使用护胃药（如：奥美拉唑）或地塞米松，可能使安罗替尼的疗效下降。

（2）应慎用抗凝或预防血栓形成的药物（包括：阿司匹林、氯吡格雷、低分子肝素等），以免加重潜在出血风险。

（3）西柚（葡萄柚）、塞维利亚橘子/橙子（苦橙/酸橙）、杨桃可能会影响部分靶向药的疗效，应避免在用药期间同时摄入。

Q 在治疗期间，需要进行药物监测吗？

部分靶向药在使用过程中需要进行药物监测。

（1）瑞戈非尼、培唑帕尼可能存在肝脏毒性，在治疗前、治疗中需要进行肝功能检测，医生也可以根据检测结果调整药物剂量。

（2）尼洛替尼在给药前、给药后 7 天以及之后的时间里，患者应定期做心电图。

Q 服用靶向药物的禁忌有哪些？

1. 避免开车、操纵机器

部分靶向药物（如：吉非替尼、阿法替尼、阿帕替尼）用药期间，患者可能存在头晕、视力模糊、嗜睡等症状，因此应避免开车、操纵机器等活动。

2. 注意防晒

部分靶向药物（如：阿来替尼）已被报告存在光敏性，因此，在服药时及治疗停止后至少 7 天内，应避免长时间阳光暴晒，外出时，须使用 SPF ≥ 50 的防晒产品。

Q 在日常生活中，应该养成哪些好习惯呢？

1. 按期就诊

定期复查复诊；若有不适，及时就诊。

2. 生活习惯良好

合理饮食、适当运动、注意卫生等。

3. 心态积极乐观

乐观的心态带来良好的情绪，对疾病的稳定和康复具有积极意义。

你知道这些抗肿瘤靶向药物的正确服用方法吗（1）

文/刘韬

抗肿瘤靶向药物与传统的细胞毒化疗药物相比，有着完全不同的作用机制，同时具有高效、低毒、特异性强的显著优势，因此在肿瘤治疗领域越来越受到青睐。当然，为了确保这些价格不菲的抗肿瘤靶向药物能够高效、准确、充分地发挥治疗作用，掌握正确的服药方法可是非常重要的哦！

1. 厄洛替尼（erlotinib）

用于治疗表皮生长因子受体（EGFR）基因具有敏感突变的局部晚期或转移性非小细胞肺癌。

用法：口服，每次 150mg，每日 1 次。

服用注意
- 应至少在餐前 1 小时或餐后 2 小时服用。
- 如漏服，不得在下次给药前 12 小时内补服。

2. 吉非替尼（gifetinib）

用于治疗 EGFR 基因具有敏感突变的局部晚期或转移性非小细胞肺癌。

用法：口服，每次 250mg，每日 1 次。

服用注意
- 可空腹服用，也可与食物同服。吞咽困难的患者可将药片置于半杯饮用水（非碳酸饮料）中，无须压碎，搅拌至完全分散（大约需要 15 分钟），即刻饮下药液，再以半杯水冲洗杯子，饮下；也可以通过鼻胃管给予该药液。

- 如漏服，应尽快补服，但不可服用加倍剂量；如距离下次服药时间不足 12 小时，不得补服。

3. 埃克替尼（icotinib）

用于治疗 EGFR 基因具有敏感突变的局部晚期或转移性非小细胞肺癌。

用法：口服，每次 125mg（一片），每日 3 次。

服用注意！
- 空腹服用或与食物同服均可，高热量食物可能明显增加药物的吸收。

4. 阿法替尼（afatinib）

用于具有 EGFR 基因敏感突变的局部晚期或转移性非小细胞肺癌（NSCLC），既往未接受过 EGFR 酪氨酸激酶抑制剂（TKI）治疗。

用法：口服 40mg，每日 1 次。

服用注意！
- 应至少在餐前 1 小时或餐后 2 小时服用。
- 如漏服，不得在下次给药前 12 小时内补服。

5. 奥西替尼（osimertinib）

用于：①具有 EGFR 外显子 19 缺失或外显子 21（L858R）置换突变的局部晚期或转移性 NSCLC 成人患者的一线治疗；②既往经 EGFR-TKI 治疗时或治疗后出现疾病进展，并且经检测确认存在 EGFR T790M 突变阳性的局部晚期或转移性 NSCLC 成人患者的治疗。

用法：口服，每次 80mg，每日 1 次。

- 应在每日相同的时间服用，进餐时或空腹服用均可。吞咽困难的患者可将药剂以 60ml 非碳酸水搅拌分散后立即饮用，随后再以 120~240ml 水冲洗容器并立即饮用，分散药片时不要压碎、加热或超声。
- 如需经鼻胃管给药，可将药片以 15ml 非碳酸水搅拌分散均匀后转移至注射器，再以 15ml 水将分散容器中的剩余药液转移至注射器，随后一起经鼻胃管给药，给药后以适量（约30ml）的水冲洗鼻胃管。
- 不得与圣约翰草一起服用。
- 如漏服一剂，无须补服，直接按原计划给予下一剂药物。

6. 克唑替尼（crizotinib）

用于：①间变性淋巴瘤激酶（ALK）阳性的局部晚期或转移性 NSCLC 患者；② ROS1 阳性的晚期 NSCLC 患者；③ cMET14 外显子跳跃突变的晚期 NSCLC 患者。（特殊情况下使用，需要专业医生评估）

用法：口服，每次 250mg，每日 2 次。

- 应整粒吞服，与食物同服或不同服均可。
- 如漏服一剂，可立即补服；距离下一剂的服用时间少于 6 小时，不得补服。
- 如服药后呕吐，无须补服，在正常时间服用下一剂即可。

7. 艾乐替尼/阿雷替尼（alectinib）

用于治疗间变性 ALK 阳性的局部晚期或转移性非小细胞肺癌患者。

用法：口服，每次 600mg，每日 2 次。

- 应与食物同服。
- 如漏服一剂或服药后呕吐，无须补服，直接按原计划给予下一剂药物。

8. 塞瑞替尼（ceritinib）

用于：① ALK 阳性的局部晚期或转移性 NSCLC 患者的治疗；②经化疗治疗后的 ROS1 重排的 NSCLC 患者可选择塞瑞替尼进行治疗。（特殊情况下使用，需要专业医生评估）

用法：口服，每次 450mg，每日 1 次，直至疾病进展或出现不可接受的毒性。

服用注意！

- 推荐剂量为每日一次，每天在同一时间进行口服给药；药物应与食物同时服用。
- 服药期间，应避免食用西柚（葡萄柚）或西柚（葡萄柚）汁。
- 如漏服，不得在下次给药前 12 小时内补服。
- 如出现服药后呕吐，无须额外给药，继续按原时间计划给予下一剂量。

9. 布加替尼（brigtinib）

用于 ALK 重排阳性的非小细胞肺癌。

用法：口服，每次 90mg，每日 1 次；若耐受，7 天后增至 180mg，每日 1 次。

服用注意！

- 应整片吞服，不得压碎或咀嚼；与食物同服或不同服均可。
- 如漏服或服药后呕吐，不得补服，之后仍按原方案用药。

你知道这些抗肿瘤靶向药物的正确服用方法吗（2）

文 / 刘韬

大家还记得上一篇介绍的 9 个抗肿瘤靶向药物的服用方法吗？是不是感觉颇有收获而又意犹未尽呢？事不宜迟，这一篇，就让我们继续来学习以下 10 个靶向药物的用法吧！

小药师温馨提示：续上篇哦！

10. 达拉非尼（dabrafenib）与曲美替尼（trametinib）

用于：① BRAF V600 突变阳性的不可切除或转移性黑色素瘤患者的治疗；② BRAF V600 突变阳性的Ⅲ期黑色素瘤患者完全切除后的辅助治疗。

用法：达拉非尼口服，每次 150mg，每日 2 次（间隔 12 小时）；曲美替尼口服，每次 2mg，每日 1 次。

服用注意！

- 达拉非尼和曲美替尼，二者均应至少于餐前 1 小时或餐后 2 小时服用。
- 如漏服，达拉非尼不得在下次给药前 6 小时内补服；曲美替尼不得在下次给药前 12 小时内补服。

11. 卡博替尼（cabozantinib）

①单药用于晚期肾细胞癌的治疗，或联合纳武利尤单抗用于晚期肾细胞癌的一线治疗。②用于既往接受索拉非尼治疗失败的肝细胞癌

患者。

用法：胶囊口服 140mg，每日 1 次；或片剂口服 60mg，每日 1 次。

服用注意！
- 不可与食物同服，服药前至少 2 小时和服药后至少 1 小时内不得进食。
- 胶囊应整粒吞服，片剂应整片吞服，二者不可相互替代。
- 如漏服，不得在下次给药前 12 小时内补服。

12. 凡德他尼（vandetanib）

用于治疗不能切除、局部晚期或转移的有症状或进展的甲状腺髓样癌。

用法：口服，每次 300mg，每日 1 次。

服用注意！
- 对于吞咽困难的患者，本药不可压碎，可将其置于 60ml 水中搅拌约 10 分钟，分散（不完全溶解）后立即服用或通过鼻胃管、胃造口术管给予，剩余残渣可用 120ml 水混合后给予。

13. 伊马替尼（imatinib）

（1）胃肠间质瘤 用于：①不能切除和（或）发生转移的胃肠间质瘤成人患者的治疗；② C–Kit（CD117）阳性胃肠间质瘤手术切除后具有明显复发风险的成人患者的辅助治疗。

（2）血液肿瘤 ①用于费城染色体阳性的慢性髓细胞性白血病（Ph+ CML）的慢性期、加速期或急变期；②联合化疗用于治疗新诊断的费城染色体阳性的急性淋巴细胞白血病（Ph+ ALL）的儿童患者；③用于治疗复发的或难治的费城染色体阳性的急性淋巴细胞白血病（Ph+ ALL）的成人患者；④用于治疗嗜酸性粒细胞增多综合征（HES）和（或）慢性嗜酸性粒细胞白血病（CEL）伴有 FIP1L1–PDGFRα 融合基因的成年患者；⑤用于治疗骨髓增生异常综合征 / 骨髓增殖性疾病（MDS/MPD）

伴有血小板衍生生长因子受体（PDGFR）基因重排的成年患者。

（3）皮肤肿瘤　用于不能切除和（或）转移性 KIT 突变的恶性黑色素瘤患者。

用法：对于急变期和加速期患者，伊马替尼的推荐剂量为口服，每日 600mg；对干扰素治疗失败的慢性期患者，每日 400mg。两种情况均为每日 1 次。

服用注意！
- 宜在进餐时服药，并饮一大杯水，只要有效，就应持续服用。儿童和青少年每日 1 次，或分早晨和晚上 2 次服用。
- 对于不能吞服胶囊的患者（包括儿童），可以将胶囊内的药物分散于水或者苹果汁中饮用。

14. 拉帕替尼（lapatinib）

与卡培他滨联用，适用于 HER2 过表达且既往接受过包括蒽环类、紫杉类和曲妥珠单抗治疗的晚期或者转移性乳腺癌患者的治疗。

用法：口服，每次 1250mg，每日 1 次，每 21 天为一个周期。建议将每日剂量一次性服用。

服用注意！
- 应在餐前至少 1 小时或餐后至少 1 小时服用。
- 如漏服某一天的剂量，第二天的剂量不要加倍，在下一次服药时按计划继续服药即可。

15. 索拉非尼（sorafenib）

用于：①局部复发或转移的进展性的放射性碘难治性分化型甲状腺癌；②无法手术或远处转移的肝细胞癌；③晚期肾癌。

用法：口服，每次 400mg（2 片），每日 2 次。

服用注意！
- 应空腹或伴低脂、中脂饮食服用。

16. 舒尼替尼（sunitinib）

用于：①伊马替尼治疗失败或不能耐受的胃肠间质瘤患者；②不可切除的、转移性高分化进展期胰腺神经内分泌瘤成年患者；③晚期肾癌。

用法：口服，每次 50mg（4 粒），每日 1 次；服药 4 周，停药 2 周，为一个周期（4/2 方案）。

服用注意！
- 与食物同服或不同服均可。

17. 阿帕替尼（apatinib）

用于既往至少接受过 2 种系统化疗后进展或复发的晚期胃腺癌或胃食管结合部腺癌患者。

用法：口服，每次 850mg，每日 1 次。

服用注意！
- 餐后半小时服用（每日服药的时间应尽可能相同），以温开水送服。
- 疗程中，漏服阿帕替尼的剂量不能补服。

18. 依维莫司（everolimus）

用于不可切除的、局部晚期或转移性的、分化良好的（中度分化或高度分化）进展期胰腺神经内分泌瘤成人患者。

用法：口服，每次 10mg，每日 1 次，每天在相同时间服药。

服用注意！
- 如与食物同服，就应始终与食物同服，否则就应当一直单独服用。建议用一杯水整片送服，勿咀嚼或者弄碎药片。
- 服药期间，应避免食用西柚（葡萄柚）或西柚（葡萄柚）汁等食物。

这么贵的靶向药物忘记吃了怎么办

——靶向药物漏服综合指南

文 / 余柱立

许多靶向药物的服用是长期的，难免会出现忘记服药的情况。下面，小药师就和大家聊一聊：如何应对忘记服药的问题？

药物漏服处理需要遵循的原则

（1）不能随意补服。

（2）切忌下次服药时加倍剂量服用。

（3）部分药物漏服后，可以尽快补上。

（4）如漏服时间已接近下次服药时间，无须补服。

（5）针对不同口服靶向药的漏服，应根据药品说明书进行适当的处理。

常见口服靶向药的漏服后处理

下列这些药物漏服后不需要补服，下一次按原计划时间服药即可。

伊布替尼	芦可替尼
拉帕替尼	吡咯替尼
哌柏西利	奥拉帕利
阿帕替尼	阿昔替尼
索拉非尼	瑞戈非尼
呋喹替尼	伊马替尼
达沙替尼	尼洛替尼

防癌抗癌药知道

下列这些靶向药漏服后，应在规定时间内尽快补服，如果超过了规定的时间，则不需要补服药物，按原计划时间继续服药即可。

（1）下列靶向药物忘记服用后，应尽快补服；但是，如果距离下次服药不足 12 小时，不需要补服。

下列靶向药可以参考下面的方法进行补服。

吉非替尼	阿法替尼
奥希替尼	阿美替尼
塞瑞替尼	培唑帕尼
仑伐替尼	来那度胺

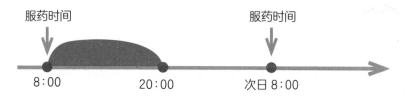

服药时间　　　　　　　　　　　　服药时间

8:00　　　　　20:00　　　　次日 8:00

绿色区域是可以补服的时间段　　　其余时间不宜补服

例如：李大爷每日 8:00 服用吉非替尼，如果忘记服药，可以在当天 20:00 以前进行补服；20:00 以后就不应该补服了，可以在次日的 8:00 按平时吃的剂量服药。

（2）下列靶向药物忘记服用后，应尽快补服；但是，如果距离下次服药不足 6 小时，不需要补服。

依维莫司的服药频次为每日1次，若发生漏服，应按如下方案进行补服。

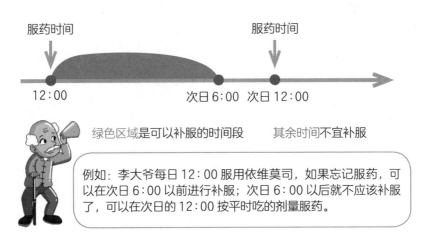

服药时间　　　　　　　　　　　　服药时间

12:00　　　　　　　　　　次日6:00　次日12:00

绿色区域是可以补服的时间段　　　其余时间不宜补服

例如：李大爷每日12:00服用依维莫司，如果忘记服药，可以在次日6:00以前进行补服；次日6:00以后就不应该补服了，可以在次日的12:00按平时吃的剂量服药。

阿来替尼和克唑替尼的服药频次为每日2次，若发生漏服，应按如下方案进行补服。

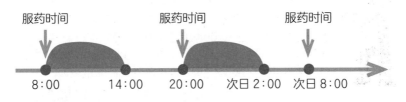

服药时间　　　　　　服药时间　　　　　　服药时间

8:00　　　14:00　　20:00　　次日2:00　　次日8:00

绿色区域是可以补服的时间段　　　其余时间不宜补服

例如：李大爷每日8:00和12:00服用阿来替尼，如果在8:00忘记服药，可以在当日14:00以前进行补服；如果在20:00忘记服药，可以在次日2:00以前进行补服；其余时间不宜补服。

维莫非尼的服药频次为每日 2 次，漏服后，应尽快补服；如果距离下次服药不足 4 小时，不得补服。

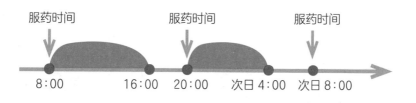

服药时间　　　　　服药时间　　　　　服药时间

8：00　　　　16：00　20：00　　　次日 4：00　　次日 8：00

绿色区域是可以补服的时间段　　　其余时间不宜补服

例如：李大爷每日 8：00 和 12：00 服用维莫非尼，如果在 8：00 忘记服药，可以在当日 16：00 以前进行补服；如果在 20：00 忘记服药，可以在次日 4：00 以前进行补服；其余时间不宜补服。

如在服用靶向药后发生呕吐，无须补服，按原计划时间服用下一剂药即可。

Q 如何避免忘记服药的情况发生？

在这里，小药师为您准备了预防药物漏服的小贴士。

（1）将每日服用的药物装入小药盒内，药盒上可做标记（例如使用不同颜色的药盒、便笺纸等），以提醒自己服药。

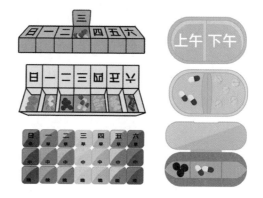

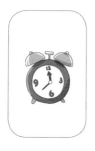

（2）可以在手机上设置闹钟提醒，或下载服药提醒相关 APP。

第二部分 肿瘤靶向药物清单

（按汉语拼音排序）

近年来，抗肿瘤药物的使用保障越来越受到重视，许多"天价"抗肿瘤靶向药物通过国家谈判的方式逐渐被纳入国家医保目录，读者可通过以下三种方式查询支付标准、适用范围与协议有效期。

①登陆 http://bmfw.www.gov.cn/ybypmlcx/index.html。

②微信搜索"医保药品目录"→点击"中国政府网"中的"查医保药品目录"。

③微信搜索"国务院客户端"进入→点击"主题服务"中的"医疗"→点击"医保药品目录"。

温馨提示：由于医保支付政策动态更新，具体的支付金额请以当地医保部门最新规定为准。

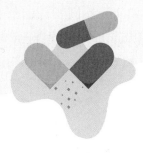

肿瘤药师话药物

阿帕替尼片

文 / 潘莹

Q 哪些患者适合使用它?

阿帕替尼在中国主要用于晚期胃腺癌、胃－食管结合部腺癌的治疗,用药前,须经过专业医生的评估与建议。

Q 用药前有哪些健康相关情况需要告知医生?

(1)有无基础心脏疾病或心律失常等心脏问题。

(2)是否有活动性出血。

(3)高血压。

(4)溃疡或穿孔病史。

(5)肝肾疾病。

(6)计划进行任何外科手术或近期刚接受过手术。

(7)是否怀孕或计划怀孕。阿帕替尼可能会伤害胎儿,如果在接受阿帕替尼治疗期间怀孕,应立即告知医生。

(8)是否母乳喂养或计划母乳喂养。

(9)告知医生或药师你服用的所有药物,包括处方药和非处方药、维生素、中草药以及保健品。

Q 如何服用?

(1)按医嘱,每日服药 1 次,连续每日服用。

(2)请于餐后半小时(每日同一时间)服用药物,建议将药物完整吞服。

(3)如果忘记服药,无须补服,在下一次既定服药时间按时服用药物即可。不得一次服用两剂药物以弥补(前一次)漏服的剂量。

（4）如有其他特殊服药问题，建议前往用药咨询门诊咨询专业药师。

Q 服药后可能会有哪些不舒服？

手足皮肤反应、高血压、蛋白尿、骨髓抑制、肝功能异常等是服用阿帕替尼期间最常见的不良反应，主要的表现如下。

1. 手足皮肤反应

手和（或）脚掌受压迫区皮肤改变（如：红斑、水肿），但不伴有疼痛。如不及时治疗，可能发展为疼痛性剥皮、水泡、出血或角化过度。手足皮肤反应的发生率为 27.84%，一般在开始服药后的 3 周左右出现。

2. 高血压

服药期间出现血压升高，发生率为 35.23%，一般在开始服药后的 2 周左右出现。

3. 蛋白尿

在开始服药后的 3 周左右出现，发生率为 40.36%，一般为轻至中度、无症状，注意定期监测即可。

4. 骨髓抑制

用药期间常见中性粒细胞减少与血小板减少，发生率分别为 32.74% 和 22.32%，服药期间应注意定期监测血细胞计数。

5. 肝功能异常

用药期间出现肝转氨酶或胆红素的异常升高，发生率分别为 17.94% 和 16.14%，一般在开始服药后的第 2 周左右出现，服药期间应注意定期监测。

Q 服药期间有哪些注意事项？

（1）应注意按医嘱定期监测血压、血常规、血生化、尿常规、心电图等项目。

（2）如果出现胸痛、呼吸急促、心跳加速、小腿、脚和腹部肿胀，请立即就近急诊。

（3）如果出现以下情况，请立即与您的主治医生联系。

◎ 发热（≥ 38℃）或伴寒战（可能是感染的迹象）。

◎ 吐血或呕吐物看起来像咖啡。

◎ 月经量明显增加。

◎ 粉红色或棕色尿液。

◎ 异常阴道出血。

◎ 红色或黑色（看起来像沥青）大便。

◎ 经常流鼻血。

◎ 咳血或血块。

◎ 身上出现不明原因的瘀伤。

◎ 皮肤或眼白发黄，出现茶色尿。

◎ 出现严重的恶心、呕吐和（或）严重的胃或腹部疼痛。

（4）以下症状需要就医，但不是紧急情况。如果发现以下任何情况，请在 24 小时内与主诊医生联系。

◎ 刺痛或烧灼痛，发红，手掌或脚底肿胀。

◎ 恶心（干扰进食能力且未按规定进行药物治疗）。

◎ 呕吐（24 小时内呕吐 4~5 次或以上）。

◎ 腹泻（24 小时内发作 4~6 次或以上）。

◎ 极度疲劳（无法进行自我保健活动）。

◎ 便秘且不能缓解便秘。

◎ 感染迹象，如发红或肿胀、吞咽疼痛、黏液、咳嗽或排尿疼痛。

◎ 监测项目异常。

◎ 其他不适。

（5）阿帕替尼可能影响伤口愈合，如果您需要接受手术，请及时告知医生您正在服用阿帕替尼，以便医生根据您的情况判断是否需要暂时中断阿帕替尼的治疗。

Q 特殊人群能否服用?

（1）孕妇与哺乳期妇女应避免服用阿帕替尼。

（2）育龄妇女和男性在治疗期间及治疗后应确保有效避孕。

（3）阿帕替尼在 18 岁以下儿童中的使用缺乏相关数据，请遵循专业医生的建议。

（4）≥ 70 岁老年人的用药请遵循专业医生的建议。

Q 哪些人不适合服用？

（1）患有活动性出血、溃疡、肠穿孔、肠梗阻、大手术后 30 天内、药物不可控制的高血压、Ⅲ ~ Ⅳ级心功能不全（NYHA 标准）、重度肝肾功能不全（4 级）患者禁用阿帕替尼。

（2）对阿帕替尼药物本身或药物辅料成分有超敏反应的患者禁用阿帕替尼。

 药师特别提醒

①如果您不清楚自己是否对阿帕替尼药物本身或药物辅料成分过敏，首次服用时请小心谨慎。如服药后（特别是服药后 1 小时内）出现风团样皮疹、瘙痒、咽喉不适或腹泻等现象，请及时与主诊医生联系。

②可以将剂量拆分成两半，分别与两餐同服。

Q 哪些药或食物不能和它一起吃？

（1）阿帕替尼主要经肝脏代谢清除，一些肝药酶强抑制剂（如：克林霉素、西柚（葡萄柚）汁、塞维利亚橘子 / 橙子（苦橙 / 酸橙）汁、伊曲康唑等）或强诱导剂（如：利福平、苯妥英钠、卡马西平等）可能与阿帕替尼发生药物相互作用。

（2）与一些易引起 Q-T 间期延长的药物（如：司帕沙星、莫西沙星、红霉素、西酞普兰等）合用时应慎重。

（3）对肝肾功能有影响的药物与阿帕替尼合用时应慎重。

（4）对于长期服用其他药物的患者，建议前往用药咨询门诊咨询专业药师。

其他需要注意的问题

（1）阿帕替尼应在 < 25℃的条件下保存。

（2）请将药物置于儿童接触不到的地方。

肿瘤药师话药物

阿昔替尼片

文 / 魏雪

Q 哪些患者适合使用它？

阿昔替尼片用于治疗既往接受过一种酪氨酸激酶抑制剂（TKI）或细胞因子治疗失败的进展期肾细胞癌（RCC）的成人患者。

药师特别提醒

用药前一定要到正规医院由专业医生进行评估，切勿自行购药服用！

Q 如何服用？

（1）阿昔替尼推荐的起始口服剂量为：每次 5mg，每日 2 次。

（2）阿昔替尼可与食物同服，或在空腹条件下给药，每日 2 次给药的间隔为 12 小时。

（3）阿昔替尼的维持剂量：医生会根据您服药过程中出现的不良反应情况（例如：血压正常与否、是否接受降压药物治疗等），调整阿昔替尼的服药剂量。

药师特别提醒

①每天应在同一固定时间服用药物，即便自己感觉良好，也要坚持每天同一时间服用，除非主治医生另外有嘱咐。

②阿昔替尼应整片吞服，每次用一杯温开水（150~200ml）送服片剂。

③如果忘记服药，可以在当天原计划服药时间后的 6 小时内尽快补服；

如漏服时间已超过 6 小时，则无须补服药物，继续按原计划时间服用 1 次剂量，切勿同时服用 2 次剂量药物。

例如：阿昔替尼片原计划每日 2 次服用的时间是：8:00 服用 5mg，20:00 服用 5mg。如果 8:00 忘记服药，可在 14:00 前补服药物 5mg；如已超过 14:00，则无须补服，直到 20:00 正常服用 5mg 即可。第二天按原计划早晚服用药物。

（4）如果服药后出现呕吐，不应额外再补服药物，等到下次服药时间，按平时剂量服用即可。

（5）切勿自行调整药物剂量。

服药后可能会有哪些不舒服？

1. 阿昔替尼不良反应

腹泻、高血压、疲劳、食欲下降、恶心、说话困难、声音障碍、手足综合征、体重减轻、呕吐、乏力和便秘、甲状腺功能低下、血清谷丙转氨酶升高、蛋白尿等。

2. 最常见不良反应的发生率

腹泻（55%）、高血压（40%）、疲劳（39%）、食欲下降（34%）、恶心（32%）、发声困难（31%）、手足综合征（27%）、体重减轻（25%）、呕吐（24%）、乏力（21%）、便秘（20%）。

3. 其他较少发生的不良反应

甲状腺功能减退、咳嗽、黏膜炎症、关节痛、口腔炎、呼吸困难、腹痛、头痛、皮疹、蛋白尿、消化不良、皮肤干燥、瘙痒、脱发、红斑等。

 药师特别提醒

（1）尽管并非所有不良反应都会发生，且随着身体对药物的适应，这些不良反应可能会在治疗过程中消失，但一旦发生，就需要专业的医疗护理。

（2）阿昔替尼可导致高血压，根据目前的观察，最早在服药4天后出现，大多数发生在服药的第1个月内。在开始服药之前，应对血压进行良好控制；在服药期间，应监测血压波动情况，如发现血压异常，建议咨询医师。

（3）本药可能与伤口愈合不良相关，如您服药前或服药期间有伤口，请告知医生。

（4）服用药物时，若下述症状持续且加重，请立即与医生联系。

①心脏症状、视力改变、严重且持续存在的高血压、牙龈出血、流鼻血、胃出血、脑出血、胃肠道出血、血尿、咯血和黑便等。

②持续或严重的腹痛、胃肠道穿孔和瘘管、甲状腺功能异常、可逆性后部白质脑病综合征（头痛、癫痫发作、嗜睡、精神错乱、失明、其他视觉和神经障碍）、神经功能恶化。

Ｑ 特殊人群能否服用?

（1）孕妇与哺乳期妇女应避免服用阿昔替尼片。

（2）暂未确定18岁以下患者使用阿昔替尼片的相关安全性及疗效数据，请遵循专业医生建议。

 药师特别提醒

①服用阿昔替尼片可能会造成胎儿伤害。建议男性和女性患者在治疗期间以及终止治疗后1周内采取有效避孕措施，以避免怀孕。如果怀疑怀孕，患者应寻求医疗建议和咨询。

②妊娠期妇女服用药物，不能排除胎儿的风险。

③服药期间进行哺乳可能会给婴儿带来风险，请咨询您的主治医生以及生殖专科医生寻求建议。

④肝功能不全患者：对于中度肝功能不全，建议减少剂量。尚未对重度肝功能障碍患者进行研究。在治疗开始之前和整个治疗期间，应定期监测肝功能，用药剂量应遵照主治医生的建议。

Q **哪些人不适合服用？**

对于脑转移、近期活动性胃肠道出血的患者，不建议使用阿昔替尼。

Q **哪些药或食物不能和它一起吃？**

阿昔替尼片在服用后，经肝脏进行代谢，应避免与肝脏药物代谢酶的中效、强效抑制剂及强效诱导剂联合使用，以防止可能发生的不良的药物相互作用。若您正在同时使用以下这些药物中的任何一种，请务必告诉您的主治医生，或者就诊时把正在服用的药品带给医生或药师。

1. 强效抑制剂

克林霉素、酮康唑、伊曲康唑、伏立康唑、泊沙康唑、西柚（葡萄柚）或西柚（葡萄柚）汁等。

2. 中效抑制剂

红霉素、氟康唑等。

3. 强效诱导剂

利福平、苯妥英钠、卡马西平等。

 药师特别提醒

①服药期间，应避免食用西柚（葡萄柚）或西柚（葡萄柚）汁、塞维利亚橘子／橙子（苦橙／酸橙）或塞维利亚橘子／橙子（苦橙／酸橙）汁，这些水果、果汁会影响阿昔替尼的治疗效果。

②如果您还在长期服用其他一些药物（包括中草药或者其他保健品），建议您在就诊时告知主治医生或咨询专业药师。

其他还需要注意的问题

（1）阿昔替尼片应密闭存放在 30℃以下、原包装里。

（2）药品应放置在干燥的环境里，不要放在盥洗室或者浴室中。

（3）如果不慎发生过量服用，请尽快与您的主治医生联系，并说明相关情况。

肿瘤药师话药物

奥拉帕利

文 / 李晓燕

赵先生和陈女士是邻居，最近在药房取药时遇到，发现彼此取到的是同一种药——奥拉帕利。

赵先生

你家也有人吃这药？

陈女士

我卵巢癌复发了，上个月打完最后一程化疗，医生说我可以用这个药延缓肿瘤复发。

赵先生

啊，我这胰腺癌化疗结束几个月了，最近做完基因检测，医生也让我吃这个，也说可以延缓肿瘤复发，不过这药可真贵，一盒九千多呢！

陈女士

我刚缴费，好像没交这么多呀？还有，你要注意，这药吃了以后容易贫血。因为前阵子贫血，我这次回去要减量了。

赵先生

为啥我的价格比你贵？还容易贫血？不说是靶向药副作用小吗？不知道还有没有别的注意事项？走，咱去找药师问问。

药师特别提醒

奥拉帕利是首个口服多聚二磷酸腺苷－核糖聚合酶（PARP）抑制剂。通过"靶向阻断"肿瘤细胞DNA修复路径，从"源头"上杀死癌细胞。

哪些患者适合使用它？

（一）美国 FDA 已批准的适应证

（1）BRCA 基因突变阳性的晚期卵巢癌、输卵管癌、原发性腹膜癌成人患者的一线维持治疗。

（2）联合贝伐珠单抗用于同源重组缺陷（HRD）阳性的、铂敏感晚期上皮性卵巢癌、输卵管癌、原发性腹膜癌成人患者的一线维持治疗。

（3）铂敏感的复发上皮性卵巢癌、输卵管癌、原发性腹膜癌成人患者的维持治疗。

（4）三线或更多线化疗后的、胚系 BRCA 基因突变阳性的晚期卵巢癌成人患者的治疗。

（5）既往接受过化疗的胚系 BRCA 基因突变阳性且 HER2（－）转移性乳腺癌成人患者的治疗。

（6）一线含铂化疗后 16 周或以上未出现进展的、胚系 BRCA 基因突变阳性转移性胰腺癌成人患者的一线维持治疗。

（7）同源重组修复基因突变阳性的、转移性去势抵抗性前列腺癌成人患者的治疗。

（二）中国内地已批准的适应证

（1）BRCA 基因突变阳性的晚期上皮性卵巢癌、输卵管癌、原发性腹膜癌初治成人患者一线含铂化疗有效后的维持治疗。

（2）铂敏感的复发上皮性卵巢癌、输卵管癌、原发性腹膜癌成人患者在含铂化疗有效后的维持治疗。

另有该药用于其他实体瘤方面的临床研究正在进行中，患者若需超适应证用药，用药前应经过专业医生的评估与建议，切勿自行决策。

如何服用？

1. 药物的剂型

奥拉帕利有片剂与胶囊（中国境内未上市）两种剂型。其中，片剂的口服生物利用度高于胶囊。奥拉帕利片与奥拉帕利胶囊不可按毫克：毫克互换服用，如有需要，请咨询专业医生或药师。

2. 用量用法

推荐剂量为片剂每次 300mg，每日 2 次，随餐或空腹服用均可。药品应整颗吞服，不得咀嚼、压碎、溶解或掰断。

3. 忘记服药

漏服药物一般不需要补服，按原计划时间正常服用下一剂即可。

特殊人群能否服用？

1. 老年人

研究显示：65~75 岁、≥ 75 岁且 < 85 岁的老年患者与年轻患者接受起始剂量奥拉帕利治疗，其在安全性和有效性数据方面无显著差异。

2. 儿童或青少年

尚无研究数据。

3. 肾功能损害

（1）肌酐清除率为 51~80ml/min，无须调整剂量。

（2）肌酐清除率为 31~50ml/min，初次服用，每次片剂 200mg，每日 2 次。

（3）肌酐清除率为 ≤ 30ml/min，无研究数据。

4. 肝功能损害

对于轻度肝功能损害患者，无须调整剂量；对于中、重度肝功能不全患者，尚无研究数据，需由专业医生评估。

Q 服药后可能会有哪些不舒服?

导致本品治疗中断或减量的最常见不良反应包括:贫血、中性粒细胞减少症和疲乏或乏力;还有部分患者可能出现咳嗽、白细胞减少症、血镁过少、血小板减少、头晕、消化不良、肌酐升高、水肿、皮疹和淋巴细胞减少症等。

建议服药期间按医嘱要求进行定期监测。有上述不适症状或检查异常的患者,应及时向主治医生或药师咨询,情况严重者,尽快就近就医。

Q 哪些药或食物不能和它一起吃?

1. 抗肿瘤药物

根据临床研究结果,本品与其他抗肿瘤药物(包括损伤 DNA 的药物)合并使用时,骨髓抑制毒性的程度增强、时间延长。因此,如需合并使用其他抗肿瘤药物,请遵医嘱用药。

2. CYP3A 抑制剂

避免合并使用强效 CYP3A 抑制剂(伊曲康唑、泰利霉素、克拉霉素、酮康唑、伏立康唑、奈法唑酮、泊沙康唑、利托那韦、洛匹那韦 / 利托那韦、茚地那韦、沙奎那韦、奈非那韦、波西普韦、特拉匹韦等)或中效 CYP3A 抑制剂(安瑞那韦、阿瑞匹坦、阿扎那韦、环丙沙星、克唑替尼、达芦那韦 / 利托那韦、地尔硫卓、红霉素、氟康唑、福沙那韦、伊马替尼、维拉帕米等)。如需合并使用上述药物,用药前请经过专业人士的评估与建议。

3. CYP3A 诱导剂

避免合并使用 CYP3A 诱导剂(苯妥英、利福平、卡马西平和圣·约翰草,波生坦、依非韦伦、依曲韦林、莫达非尼和萘夫西林等)。如需合并使用上述药物,用药前请经过专业人士的评估与建议。

Q 居家用药应该注意些什么?

1. 生育力

动物研究结果显示,药物对受孕无影响,但对胚胎、胎仔生存有不良

防癌抗癌药知道

作用，妊娠期妇女不得使用奥拉帕利。

2. 避孕

（1）女性 用药期间及末次用药后 6 个月内应避孕。

（2）男性 用药期间及末次用药后 3 个月内应避孕。

同时使用激素避孕药，可能降低奥拉帕利的疗效，因此，治疗期间应考虑采取非激素避孕药的避孕措施。

3. 哺乳

目前尚未研究奥拉帕利或其代谢产物是否进入人乳汁。建议在奥拉帕利用药期间至末次给药后 1 个月内停止哺乳。

4. 饮食

服药期间，应避免食用西柚（葡萄柚）或西柚（葡萄柚）汁、塞维利亚橘子 / 橙子（苦橙 / 酸橙）或塞维利亚橘子 / 橙子（苦橙 / 酸橙）汁。

5. 驾驶

服药期间，可能出现虚弱、疲乏、头晕等症状，有这些症状的患者应谨慎驾驶或操作机器。

奥希替尼片

文 / 陈卓佳

◎ **什么是奥希替尼?**

奥希替尼是一种口服的 EGFR-TKI。

◎ **哪些患者适合使用它?**

（1）具有 EGFR 外显子 19 缺失或外显子 21（L858R）置换突变的局部晚期或转移性 NSCLC 成人患者的一线治疗。

（2）既往经 EGFR-TKI 治疗时或治疗后出现疾病进展，并且经检测确认存在 EGFR T790M 突变的局部晚期或转移性 NSCLC 成人患者的治疗。

◎ **如何服用?**

奥希替尼的推荐剂量为 80mg，口服，每日 1 次，治疗应当持续至疾病进展或出现不可接受的毒性。

药师特别提醒

①用温水完整送服药片，避免压碎、掰断或咀嚼药片。

②请于每日同一时间服用 1 次药物，进餐或空腹时服用均可。

③如果忘记服药，应当天补服；但如果距离下次服药时间不足 12 小时，则不应补服。

◎ **服药期间需要监测哪些项目?**

应定期检查血常规、生化常规、心电图、心脏彩超和肺功能等。

❓ 服药后可能会有哪些不舒服？

发生率超过 10% 的不良反应包括：腹泻、皮疹、皮肤干燥、瘙痒、血小板计数下降、白细胞减少和中性粒细胞减少等。

（一）服药期间出现腹泻怎么办呢？

1. 轻度

与服药前相比，每天大便增加次数 <4 次。应继续服药，口服洛哌丁胺、益生菌和思密达，直至排便停止达 12 小时。

2. 中度

与服药前相比，每天大便增加次数为 4~6 次。应继续服药，口服洛哌丁胺、益生菌和思密达，口服或静脉补液；若腹泻超过 48 小时未好转或加重或伴发热，需停用奥希替尼、加用可待因并立刻就医处理。

3. 重度

与服药前相比，每天大便增加次数 >6 次。应停用奥希替尼，立刻就医处理。

另外，腹泻期间请避免饮用牛奶或果汁，尽量食用低纤维食物。

（二）服药期间出现皮疹怎么办呢？

1. 轻度

继续服药，局部使用 1% 克林霉素凝胶或 1% 氢化可的松软膏。

2. 中度

继续服药，局部使用 1% 克林霉素凝胶或 2.5% 氢化可的松软膏。皮肤干燥伴瘙痒者，可涂敷苯海拉明软膏，尽早口服米诺环素或多西环素，及时就医评估。

3. 重度

立刻就医处理。

（三）服药期间出现甲沟炎怎么办呢？

1. 轻度

继续服药，外用抗生素（克林霉素、夫西地酸、莫匹罗星）并用白醋浸泡。

2. 中度

继续服药，外用抗生素（克林霉素、夫西地酸、莫匹罗星）并用白醋浸泡，每日外用 1 次碘酊，及时就医评估。

3. 重度

药物减量至 40mg，口服抗生素（如多西环素，每日 100mg）治疗，必要时拔甲。如果 2 周后病情无改善，停服奥希替尼，立刻就医处理。

Ⓠ 服药期间能驾驶或操作机器吗？

奥希替尼对驾驶和操作机器的能力无影响或影响轻微。

Ⓠ 特殊人群能否服用？

（1）孕妇与哺乳期妇女应避免服用奥希替尼。

（2）18 岁以下儿童、65 岁以上老人使用奥希替尼，须遵循专业医生或药师的建议。

 药师特别提醒

①育龄期妇女在奥希替尼治疗期间以及治疗结束后 2 个月内应避免妊娠。如果您正在通过服用避孕药进行避孕，建议您同时采取另一种措施以有效避孕。

②男性在奥希替尼治疗期间以及治疗结束后 4 个月内应避免生育。

Ⓠ 哪些情况下需要调整用药剂量或停药？

如果您在服用奥希替尼后发生间质性肺病、心电图异常、左心射血分数下降、心衰、腹泻、皮疹、肝肾功能异常，可能需要调整奥希替尼的用药剂量或停药，请听从专业医生或药师的建议。

❓ 哪些药物会影响奥希替尼的疗效和安全性？

若您正在同时使用以下药物中的任何一种，请务必告诉您的主治医生。

1. CYP3A4 强效抑制剂

克林霉素、酮康唑、伊曲康唑、伏立康唑、泊沙康唑、奈非那韦、利托那韦等。

2. CYP3A4 强效诱导剂

地塞米松、苯妥英钠、卡马西平、利福平、苯巴比妥等。

 药师特别提醒

①服药期间，应避免食用西柚（葡萄柚）或西柚（葡萄柚）汁、塞维利亚橘子/橙子（苦橙/酸橙）或塞维利亚橘子/橙子（苦橙/酸橙）汁，以免影响奥希替尼的治疗效果。

②如果您还在长期服用其他一些药物（包括中草药或者保健品），建议在就诊时告知主治医生或者咨询专业药师。

🕐 其他需要注意的问题

（1）奥希替尼应以原包装保存在 30℃以下、干燥的环境中。

（2）如果不慎发生过量服用，请尽快与您的主治医生联系，并说明相关情况。

达沙替尼片

文 / 刘澍

哪些患者适合使用它?

与化疗联合治疗新诊断的费城染色体阳性急性淋巴细胞白血病以及前期治疗无效或对治疗无法耐受的费城染色体阳性急性淋巴细胞白血病。

药师特别提醒

用药前一定要在正规医院经过专业医生的评估,切勿自行购药服用!

如何服用?

1. 费城染色体阳性慢性期的急性淋巴细胞白血病患者

推荐起始剂量为 100mg,每日 1 次,口服。每天的服用时间应当一致,早上或晚上均可。如果患者在推荐起始剂量的治疗下未能达到血液学或细胞遗传学缓解,则可以将剂量增加至 140mg,每日 1 次。

2. 费城染色体阳性加速期、急变期(包括急粒变和急淋变)的慢性淋巴细胞白血病患者

推荐起始剂量为 70mg,每日 2 次,分别于早晚口服。如果患者在推荐起始剂量的治疗下未能达到血液学或细胞遗传学缓解,则可以将剂量增加至 90mg,每日 2 次。

药师特别提醒

①请于每天同一固定时间服用药物，本品可与食物同服或空腹服用。即便自己感觉良好，也要坚持每天 1 次服用，除非主治医生另有嘱咐。

②用温开水送服整片药物；不要弄破、压碎、切割或咀嚼。

Q 服药后可能会有哪些不舒服？

患者最常发生的不良反应包括：体液潴留、浅表局限性水肿、皮疹、低钙血症、低钾血症、低磷血症、腹痛、腹泻、恶心、呕吐、骨髓抑制、骨骼肌肉痛、头痛等。

Q 服药期间有哪些注意事项？

（1）服药期间应按医嘱定期监测血压、血常规和生化常规等项目。当中性粒细胞绝对计数小于 $1 \times 10^9/L$ 或血小板小于 $50 \times 10^9/L$ 时，应尽快就医并在医生的指导下用药，此时很可能需要暂时停用达沙替尼。

（2）曾有报道称，有患者服用达沙替尼后发生心血管事件，包括心肌缺血、心脏相关的体液潴留、传导异常（如心律失常或心悸）、短暂性脑缺血发作等。若患者有相关的不舒服，应立即就医。

（3）治疗期间，患者有可能会发生严重的皮肤黏膜反应，如有异常，应及时就医。

（4）曾有报道称，有患者服用达沙替尼后发生中枢神经系统及胃肠道出血，多数出血事件与严重的血小板减少症相关。因此，当患者需要合并使用抗凝药物或抑制血小板功能的药物时，其风险升高，应及时主动告知主治医生自己正在服用的药物，并听从医生的安排进行服药。

（5）服用达沙替尼可能会出现疲乏、眩晕或视力模糊，应谨慎驾驶或操作机器。

（6）服用达沙替尼可能会出现体液潴留。如果出现腹水、全身水肿等，应该向主治医生汇报；如果发生呼吸困难或干咳，患者应当立即就医。

（1）孕妇和哺乳期妇女应避免服用达沙替尼。

（2）18 岁以下儿童和 65 岁以上老年人如使用达沙替尼，应遵循专业医生的建议。

 药师特别提醒

①动物研究已经证实了达沙替尼的生殖毒性。对于育龄期的妇女，推荐其在治疗期间及治疗结束后至少 30 天内采取充分的避孕措施。

②达沙替尼可以分泌进入乳汁，并且无法排除其对哺乳婴幼儿的危险。本品治疗期间，应停止母乳喂养。

③处于育龄期、生育期的女性或男性是否合适备孕，请咨询您的主治医生以及生殖专科医生。

Q 哪些人不适合服用?

对达沙替尼药物本身或药物辅料成分有超敏反应的患者禁用。

 药师特别提醒

如果您不清楚自己是否对以上这些成分过敏，首次服用时请小心谨慎，如果出现皮肤瘙痒、咽喉不适或腹泻等症状，请及时与主治医生联系。

Q 哪些药或食物不能和它一起吃?

（1）达沙替尼经服用后，在肝脏进行代谢。达沙替尼是细胞色素 P450 家族中 CYP3A4 的底物和抑制剂，因此，应避免联合使用强 CYP3A4 诱导剂（如：卡马西平、地塞米松、苯巴比妥、苯妥英、利福布汀、利福平、圣约翰草）。若无法避免联合使用，一定要及时告知主治医生或者前往用药咨询门诊咨询专业药师。

（2）达沙替尼服用后，应避免合并使用强 CYP3A4 抑制剂（如：阿扎那韦、克拉霉素、茚地那韦、伊曲康唑、酮康唑、萘法唑酮、那非那韦、利托那韦、沙奎那韦、泰利霉素、伏立康唑）。若无法避免联合使用，一定要及时告知主治医生或者前往用药咨询门诊咨询专业药师。

（3）同时使用组胺 -2（H_2）拮抗剂（如：法莫替丁）、质子泵抑制剂（如：奥美拉唑）或氢氧化铝/氢氧化镁制剂，可能会降低达沙替尼的疗效。因此，不推荐同时使用 H_2 拮抗剂和质子泵抑制剂；同时，氢氧化铝/氢氧化镁制剂应在服用达沙替尼至少 2 小时前或 2 小时后进行给药。如有任何疑惑，一定要及时告知主治医生或者前往用药咨询门诊咨询专业药师。

 药师特别提醒

①服药期间，应避免食用西柚（葡萄柚）或西柚（葡萄柚）汁、塞维利亚橘子/橙子（苦橙/酸橙）或塞维利亚橘子/橙子（苦橙/酸橙）汁，这些水果、果汁会影响达沙替尼的治疗效果。

②如果您还在长期服用其他一些药物（包括中草药或者其他保健品），建议在就诊时告知主治医生或者前往用药咨询门诊咨询专业药师。

⚡ **其他需要注意的问题**

（1）达沙替尼应以原包装、密闭存放在 30℃ 以下的环境中。

（2）药品应该放置在干燥的环境中，不应放在盥洗室或者浴室里。

（3）若发生药物服用过量，很可能导致严重的骨髓抑制或心脏毒性，应立即就医。

呋喹替尼

文／李晓燕

Q 什么是呋喹替尼?

呋喹替尼是一种具有高度选择性的口服肿瘤血管生成抑制剂,其主要作用靶点是 VEGFR 激酶家族中的 VEGFR1、2、3。

Q 哪些患者适合使用它?

呋喹替尼单药适用于既往接受过以氟尿嘧啶类、奥沙利铂和伊立替康为基础的化疗以及既往接受过或不适合接受抗 VEGF 治疗、抗 EGFR 治疗(RAS 野生型)的转移性结直肠癌(mCRC)患者。

Q 如何服用?

1. 推荐剂量

每次 5mg,每日 1 次,随餐或空腹服用均可。

2. 服用方法

药品应整颗吞服,建议每天在固定时间服药。

3. 如漏服

按原计划时间正常服用下一剂。

4. 如呕吐

患者服药后呕吐,不需要补服。

5. 禁忌证

①对本品任何成分过敏;②严重活动性出血;③活动性消化道溃疡;④未愈合的胃肠穿孔;⑤消化道瘘;⑥重度肝肾功能不全;⑦妊娠、哺乳期妇女。

Q 特殊人群能否服用?

1. 老年患者

应在医生指导下慎用本品,无须调整起始剂量。

2. 儿童、青少年

尚无研究数据;儿童不建议服用本品。

3. 肾功能不全患者

(1)轻度肾功能不全(肌酐清除率为 50~80ml/min) 无须调整剂量。

(2)中度肾功能不全(肌酐清除率< 50ml/min) 无临床数据,须在医生指导下慎用本品,并严密监测肾功能。

(3)重度肾功不全 此类患者禁用。

4. 肝功能损害患者

目前无针对肝功能不全患者的研究数据。轻中度肝功能损害患者须在医生指导下慎用本品,并严密监测肝功能;重度肝功能不全患者禁用。

Q 服药后可能会有哪些不舒服?

1. 最常见(发生率≥ 20%)的不良反应

高血压、蛋白尿、手足皮肤反应、发声困难、出血、转氨酶升高、甲状腺功能检查异常、腹痛或腹部不适、口腔黏膜炎、疲乏或乏力、腹泻、感染、血胆红素升高以及食欲下降。

2. 3 级或以上的不良反应

发生率为 51.3%。常见(发生率≥ 2%)的≥ 3 级的药物不良反应包括:高血压、手足皮肤反应、蛋白尿、血小板计数降低、肝脏功能异常、血胆红素升高、腹痛或腹部不适、腹泻、疲乏或乏力、食欲下降以及出血。

有上述症状或检查异常的患者,请及时向主治医师或药师咨询,情况严重者,应尽快就近就医。

Q 居家用药需要关注什么?

1. 避孕

(1)女性 用药期间及末次用药后 1 个月内确保有效避孕。

（2）男性　用药期间及末次用药后 3 个月内确保有效避孕。

另外，育龄妇女服药前需做妊娠检查以排除妊娠。

2. 哺乳

目前尚未研究呋喹替尼或其代谢产物是否分泌至人乳汁，建议呋喹替尼用药期间停止哺乳。

3. 伤口愈合

该药可使伤口愈合延迟，拟行手术或有伤口的患者在用药前须告知医生该情况。

4. 驾驶

该药服用期间，可能出现影响注意力和反应的症状，有这些症状的患者应避免驾驶或操作机器。

肿瘤药师话药物

吉非替尼片

文 / 梁蔚婷

Q 哪些患者适合使用它？

单药适用于具有 EGFR 基因敏感突变的局部晚期或转移性 NSCLC 患者的治疗。

药师特别提醒

用药前一定要到正规医院进行咨询，经过专业医生的评估后才能用药，切勿自行购药服用！

Q 如何服用？

吉非替尼的推荐剂量为 250mg（1 片），每日 1 次，口服，空腹或与食物同服均可，直到出现疾病进展或不能耐受的毒性。

药师特别提醒

①服药前，请告知医师过敏史、用药史和既往病史。如：同时服用类固醇药物、非甾体类抗炎药；消化道基础疾病、溃疡、年龄、吸烟史、穿孔部位的肠道转移肿瘤等。

②请于每天同一固定时间服用药物，除非主治医生另有嘱咐。

③当不能直接服用整个片剂，如患者只能吞咽液体时，可将片剂分散于水中。片剂应分散于半杯饮用水（非碳酸饮料）中，无需压碎，搅拌至完全分散（约需 15 分钟），即刻饮下药液；以半杯水冲洗杯子，饮下洗液。

也可通过鼻胃管给予该药液。

④如果漏服本药一次，患者应在记起后尽快服用。如果距离下次服药时间不足 12 小时，患者不应再服用漏服的药物。患者不可为了弥补漏服的剂量而服用加倍的剂量（一次服用 2 倍剂量）。

服药后可能会有哪些不舒服？

常见的不良反应表现如下。

1. 皮肤反应

包括皮疹、痤疮、皮肤干燥和瘙痒。

2. 消化道反应

腹泻（大便次数明显增加）、恶心和呕吐。

3. 肝脏毒性

转氨酶升高。

4. 肺毒性

异常呼吸障碍、发热、咳嗽。

5. 全身反应

厌食和虚弱。

6. 眼部症状

结膜炎、眼睑炎和眼干。

7. 肾脏问题

血肌酐升高、蛋白尿、膀胱炎。

 药师特别提醒

①呕吐、便秘、腹泻和腹痛的发生较为普遍；如果服用吉非替尼片后出现呕吐，同一天内不要再次服药。

②如果首次服用吉非替尼出现呕吐，可以调整服药时间、避免空腹服用。例如改为餐中服用或餐后服用以减轻肠胃刺激，减少恶心、呕吐的发生。

Q 服药期间有哪些注意事项？

（1）服药期间应按医嘱定期监测血常规和生化常规等项目；要定期返院或者在当地医院复查。

（2）服药期间应远离患有传染病、感冒或者流感的人群，注意做好自身防护。

（3）服用吉非替尼片可能出现虚弱的症状，出现类似症状时，应谨慎驾驶或操纵机器。

 药师特别提醒

出现问题后如何应对（什么情况需要停药或者到医院就诊）？

1.皮肤问题　一般为轻度，无需干预。如果发生严重的皮肤反应或大疱性皮肤改变，应尽可能避免暴露在阳光下。如果要暴露在阳光下，建议穿上保护性的衣服和（或）使用防晒霜（不含酒精）来进行防护，并及时前往医院就诊。

2.腹泻　严重腹泻，如与基线相比，每天大便增加次数≥7次时，应及时前往医院就诊。

3.肺病症状　如呼吸困难、咳嗽、发热急性发作或加重时，应及时前往医院就诊。一旦确诊间质性肺病，应由主治医生决定是否停止给药，必要时给予适当的治疗。

4.肝脏毒性　出现尿颜色深或大便呈白色、恶心、呕吐、食欲下降、腹痛、皮肤或眼膜发黄等情况时，须到医院就诊，查生化。肝功能出现严重变化，如 ALT 或 AST 基线正常、治疗后升高至正常值上限的3~5倍时，应由主治医生决定是否暂停给药。

5.眼部症状　出现重度眼病体征、症状或眼病加重（包括角膜炎）时，应及时前往医院就诊。

Q 特殊人群能否服用？

（1）孕妇与哺乳期妇女应避免服用吉非替尼片。

（2）18岁以下儿童使用吉非替尼片，应遵循专业医生建议。

药师特别提醒

①在接受本品治疗期间，应劝告育龄女性避免妊娠。

②在接受本品治疗期间，应建议哺乳母亲停止母乳喂养。

③不推荐用于 18 岁以下儿童或青少年患者。

◎ 哪些人不适合服用？

（1）已知对吉非替尼片或该产品任一赋形剂有严重过敏反应者禁用。

（2）肌酐清除率 ≤ 20ml/min 的患者应谨慎服用。

 药师特别提醒

药物的辅料包含：一水乳糖、微晶纤维素、交联羧甲基纤维素钠、聚维酮、十二烷基硫酸钠、硬脂酸镁和纯化水。

如果您不清楚自己是否对以上这些成分过敏，首次服用时应小心谨慎。如果出现皮肤瘙痒、咽喉不适或者腹泻等症状，请及时与主治医生联系。

◎ 哪些药或食物不能和它一起吃？

吉非替尼片服用后，在肝脏进行代谢，应避免与肝脏药物代谢酶的中效、强效抑制剂及强效诱导剂联合使用，以防止可能发生的不良的药物相互作用。若您正在同时使用以下这些药物中的任何一种，请您务必告知主治医生，或者在就诊时将药品带给医生或药师。

1. 强效抑制剂

克林霉素、酮康唑、伊曲康唑、伏立康唑、泊沙康唑、西柚（葡萄柚）或西柚（葡萄柚）汁、塞维利亚橘子/橙子（苦橙/酸橙）或塞维利亚橘子/橙子（苦橙/酸橙）汁等。

2. 中效抑制剂

红霉素、氟康唑等。

3. 强效诱导剂

利福平、苯妥英钠、卡马西平等。

4. 升高胃 pH 值的药物

雷尼替尼、奥美拉唑、埃索美唑等。

另外，服用华法林的患者应定期监测凝血酶原时间或国际标准化比值（INR）的改变。

 药师特别提醒

①服药期间，应避免食用西柚（葡萄柚）或西柚（葡萄柚）汁、塞维利亚橘子 / 橙子（苦橙 / 酸橙）或塞维利亚橘子 / 橙子（苦橙 / 酸橙）汁，这些水果、果汁会影响吉非替尼的治疗效果。

②如果您还在长期服用其他一些药物（包括中草药或者其他保健品），建议您就诊时告知主治医生或咨询专业药师。

其他需要注意的问题

（1）吉非替尼片应以原包装密闭存放在 30℃以下的环境中。

（2）药品应该放置在干燥的环境中，不要放在盥洗室或者浴室里。

（3）如果不慎发生过量服用，请尽快与您的主治医生联系并说明相关情况。

肿瘤药师话药物

拉帕替尼片

文 / 陈卓佳

Q 什么是拉帕替尼?

拉帕替尼是一种口服的针对 HER-1/HER-2 的可逆性小分子酪氨酸激酶抑制剂。

Q 哪些患者适合使用它?

HER2 过表达且既往接受过包括蒽环类、紫杉类和曲妥珠单抗治疗的晚期或转移性乳腺癌的患者。

Q 如何服用?

拉帕替尼的推荐剂量为：1250mg（5 片），每日口服 1 次，每 21 天为一周期，治疗应当持续至疾病进展或出现不可接受的毒性。

 药师特别提醒

①用一杯（大约 200ml）温水完整吞服药片，避免嚼碎药片。

②每日请于同一时间服用 1 次药物，不推荐分次服用。每次饭前 1 小时或饭后 1 小时服用。

③如果忘记服药，第二天的剂量不要加倍，按照正常时间、正常剂量服药即可。

Q 服药期间需监测哪些项目?

每 2~4 周检查血常规、生化常规和心脏超声等项目。

防癌抗癌药知道

❓ 服药后可能会有哪些不舒服？

发生率超过 10% 的不良反应包括：呼吸困难、疲乏、失眠、腹泻、厌食、恶心、呕吐、口腔炎、皮疹、皮肤干燥、手足综合征、四肢疼痛和背痛等。

1. 服药后出现呕吐怎么办？

（1）拉帕替尼引起呕吐的风险较低，常规不需要预防性给予止吐药。

（2）若出现呕吐，同一天内不要补服药物，以防用药过量导致中毒。

（3）若服药后 24 小时内呕吐 1 次，须及时口服胃复安或昂丹司琼止吐。

（4）若服药后 24 小时内呕吐 2~5 次，须及时口服胃复安或昂丹司琼止吐，口服或静脉补液，并尽快就医处理。

（5）若服药后 24 小时内呕吐超过 6 次，须立刻就医处理。

（6）服药期间请少吃多餐，饮水以少量多次为宜，避免进食刺激性食物和难以消化的食物。建议多食用高热量、高蛋白、低脂、富含维生素、易消化的食物。

2. 服药期间出现腹泻怎么办？

（1）与服药前相比，每天大便增加次数 <4 次　口服洛哌丁胺止泻。若腹泻没有好转，或者腹泻加重，须及时就医处理。

（2）与服药前相比，每天大便增加次数为 4~6 次　口服洛哌丁胺止泻，口服或静脉补液。若腹泻超过 24 小时未好转或加重或并伴发热，须尽快就医处理。

（3）与服药前相比，每天大便增加次数 >6 次　立刻停用拉帕替尼，口服洛哌丁胺止泻，口服或静脉补液，并立刻就医处理。

另外，腹泻期间请避免饮用牛奶或果汁，尽量食用低纤维食物。

❓ 服药期间能驾驶或操作机器吗？

拉帕替尼可能造成疲乏，应避免驾驶或操作机器。

❓ 特殊人群能否服用？

（1）孕妇与哺乳期妇女应避免服用拉帕替尼。

（2）18 岁以下儿童、65 岁以上老人使用拉帕替尼，须遵循专业医生或药师的建议。

药师特别提醒

①育龄期妇女在拉帕替尼治疗期间以及结束治疗后 1 周内应避免妊娠。如果您正在通过服用避孕药避孕，建议您还应该同时再采取另一种措施以有效避孕。

②男性在拉帕替尼治疗期间以及治疗结束后 1 周内应避免生育。

Q 哪些情况下需调整用药剂量或停药？

如果您服用拉帕替尼后发生左心射血分数下降、腹泻、肝功能异常，可能需要调整拉帕替尼用药剂量或停药，请听从专业医生或药师的建议。

Q 哪些药物会影响拉帕替尼的疗效和安全性？

若您正在同时使用以下药物中的任何一种，请您务必告诉您的主治医生。

1. CYP3A4 强效抑制剂

克林霉素、酮康唑、伊曲康唑、伏立康唑、泊沙康唑、奈非那韦、利托那韦等。

2. CYP3A4 强效诱导剂

地塞米松、苯妥英钠、卡马西平、利福平、苯巴比妥等。

 药师特别提醒

①服药期间，应避免食用西柚（葡萄柚）或西柚（葡萄柚）汁、塞维利亚橘子 / 橙子（苦橙 / 酸橙）或塞维利亚橘子 / 橙子（苦橙 / 酸橙）汁，以免影响拉帕替尼的治疗效果。

②如果您还在长期服用其他一些药物（包括中草药或者其他保健品），建议您就诊时告知主治医生或咨询专业药师。

🔹 **其他需要注意的问题**

（1）拉帕替尼应以原包装保存在 15~30℃、干燥的环境中。

（2）如果不慎发生过量服用，请尽快与您的主治医生联系，并说明相关情况。

肿瘤药师话药物
来那度胺胶囊

文 / 刘澍

Q **哪些患者适合使用它？**

来那度胺胶囊主要用于治疗：套细胞淋巴瘤、多发性骨髓瘤、骨髓增生异常综合征、非霍奇金淋巴瘤、POEMS 综合征。

　药师特别提醒

> 用药前一定要到正规医院经过专业医生的评估，切勿自行购药服用！

Q **如何服用？**

各适应证的剂量及用法如下。

1. 套细胞淋巴瘤

推荐剂量为：25mg 口服，在每 28 天周期的第 1~21 天每日 1 次；持续治疗直至疾病进展或无法承受其毒性。

2. 多发性骨髓瘤

联合地塞米松治疗多发性骨髓瘤，在每个 28 天周期的第 1、8、15、22 天，40mg 口服，每日 1 次；如果用于自体造血干细胞移植后，在血液学恢复后再开始治疗，在每个 28 天周期的第 1~28 天，10mg 口服，每日 1 次。如果可以耐受，在 3 个周期后可增加剂量至 15mg 口服，每日 1 次；持续治疗直至疾病进展或无法承受其毒性。

3. 骨髓增生异常综合征

适用于输血依赖性贫血风险处于低或中 1 度的患者，且无缺失 5q 的突变的患者。推荐剂量为 5~10mg 或 10mg，每日 1 次，每 28 天周期中持续服用 21 天。

4. 非霍奇金淋巴瘤

25mg 口服，在每个 28 天周期的第 1~21 天，每日 1 次。

5. POEMS 综合征

25mg 口服，在每个周期的第 1~21 天，每日 1 次，联合使用地塞米松，40mg 口服，每周 1 次，每 28 天重复治疗；直至疾病进展或无法承受其毒性。

 药师特别提醒

①来那度胺的服用方法较为复杂，治疗不同疾病或联用不同药物时，方案都有可能不同，不能仅凭说明书或此书用药，一定要在专业医生的指导下使用该药物。

②请于每天同一固定时间服用药物，即便自己感觉良好，也要坚持每天一次服用，除非主治医生另外有嘱咐。

③用温开水送服整粒胶囊；不要弄破或咀嚼胶囊，也不要将胶囊打开取出里面的粉末或颗粒服用。

④患者应尽快服用漏服的剂量，但如果距离下次服药不足 12 小时，则跳过漏服的剂量。不要因为漏服而同时服用 2 日的剂量。

Q 服药后可能会有哪些不舒服？

最常发生的不良反应包括：周围水肿、瘙痒症、皮疹、低钾血症、便秘、腹泻、胃肠炎、恶心、贫血、关节痛、呼吸困难、鼻出血、鼻咽炎、咽炎和发热等。

Q 服药期间有哪些注意事项？

（1）服药期间应按医嘱定期监测血常规，推荐每周监测血液计数，持续 8 周，治疗结束后每月监测。一般当中性粒细胞绝对计数（ANC）小于 1×10^9/L、血小板计数降至 50×10^9/L 以下时，应该立即就医，且很可能需要暂停该药物或调整剂量。

（2）服药期间应按医嘱定期监测生化常规等项目；有肾功能损害时，应该立即就医，在医生的指导下调整药物剂量。透析患者也要在医生的指导下调整药物剂量。

（3）接受来那度胺和地塞米松治疗的多发性骨髓瘤患者的动静脉血栓栓塞（包括 DVT、肺栓塞、心肌梗死和中风）的风险显著增加，有相关病史的患者务必在治疗开始前告知主治医生。

（4）服用来那度胺的患者，在治疗期间、剂量中断期间以及在治疗后至少 4 周内应避免献血。

（5）服用来那度胺的患者曾被报道发生过严重的皮肤病学反应。有观察到类似情况的患者，应立即就医，可能需要中断或停止治疗。

（6）服用来那度胺可能会出现虚弱、头晕、头痛、失眠、视力模糊、疲劳等，应谨慎驾驶或操作机器。

Q　特殊人群能否服用？

（1）孕妇与哺乳期妇女应避免服用来那度胺胶囊。

（2）18 岁以下儿童、超过 65 岁老年人使用来那度胺胶囊，请遵循专业医生建议。

 药师特别提醒

①来那度胺可能导致胎儿出生缺陷或死亡，因而不应在妊娠期间使用。具有生育能力的女性使用来那度胺之前，需要进行 2 次妊娠试验，并且结果为阴性：第 1 次在开始用药前 10~14 天内进行，第 2 次在开始用药前 24 小时进行。

②在来那度胺治疗期间以及治疗结束后至少 4 周内，通过禁欲或 2 种可靠的避孕方法来避免妊娠。

③建议男性患者在治疗期间、剂量中断期间以及治疗后至少 4 周内防止性伴侣怀孕，并且不要捐精子。

哪些人不适合服用?

（1）对来那度胺药物本身或药物辅料成分有超敏反应的患者禁用。

（2）产品含有乳糖，有乳糖不耐症的患者不能服用。

药师特别提醒

　　如果您不清楚自己是否对以上这些成分过敏，首次服用时请小心谨慎，若出现皮肤瘙痒、咽喉不适或者腹泻等症状，请及时与主治医生联系。

 哪些药或食物不能和它一起吃?

（1）来那度胺既不经细胞色素 P450 途径代谢，也不会抑制或诱导细胞色素 P450 同工酶，因此不太可能引起基于 P450 代谢的药物相互作用或受其影响。

（2）若在服用来那度胺期间还联合服用其他药物（如：地塞米松），则需要注意这些联用药物与其他药物之间的相互作用。

药师特别提醒

　　如果您还在长期服用其他一些药物（包括中草药或者其他保健品），建议您就诊时告知主治医生或者前往用药咨询门诊咨询专业药师。

其他您还需要注意的问题

（1）来那度胺胶囊应密闭存放在 10~30℃以下、原包装里。

（2）药品应该放置在干燥的环境中，不要放在盥洗室或者浴室里。

（3）如果不慎发生过量服用，请尽快与您的主治医生联系，并说明相关情况。

肿瘤药师话药物

仑伐替尼胶囊

文 / 潘莹

Q 哪些患者适合使用它?

仑伐替尼在中国主要用于晚期肝细胞癌和晚期肾细胞癌的治疗,用药前需经过专业医生的评估与建议。

Q 用药前有哪些健康相关情况需要告知医生?

(1)高血压。

(2)有无心脏问题,包括先天性 Q-T 间期延长综合征。

(3)有动脉血栓史(特别是在过去 6 个月内发生者),包括中风、心脏病发作或视力改变。

(4)有或曾经有过肝或肾问题。

(5)有胃或肠撕裂(穿孔)史,或两个或多个身体部位(瘘管)连接异常史。

(6)头痛、癫痫或视力问题。

(7)出血问题。

(8)计划进行任何外科手术或近期刚接受过手术。

(9)是否怀孕或计划怀孕。仑伐替尼可能会伤害胎儿,如果在接受仑伐替尼治疗期间怀孕,应立即告知医生。

(10)是否母乳喂养或计划母乳喂养。

(11)告知医生或药师您服用的所有药物,包括处方药和非处方药、维生素、中草药以及保健品。

Q 如何服用?

（1）按医嘱每日服药 1 次，连续每日服用。

（2）请于每天同一时间服用药物，空腹服用或与食物同服均可。

（3）如果忘记服药，可在 12 小时内补服；未能在 12 小时内服药者无须补服，在下一次既定服药时间服用药物即可。不得一次服用 2 剂药物以弥补（前一次）漏服的剂量。

（4）药物应整粒吞服，对于吞咽困难的患者，可以将胶囊（不能打开或压碎）与一汤匙（约 15ml）水或苹果汁在玻璃杯中混合，形成混悬剂。胶囊必须在液体中停留至少 10 分钟，搅拌至少 3 分钟以溶解胶囊壳，然后吞服混悬剂。饮用后，必须将相同量的水或苹果汁（1 汤匙，约 15ml）加入玻璃杯中，搅拌数次，然后喝完玻璃杯中所有的液体。

（5）其他特殊服药问题建议前往用药咨询门诊咨询专业药师。

Q 服药后可能会有哪些不舒服?

高血压、疲乏、腹痛、腹泻、体重下降、掌跖红肿综合征、关节痛或肌痛、食欲下降、出血以及实验室检查异常是（中国人）服用仑伐替尼期间最常见的不良反应，主要的表现如下。

1. 高血压

血压升高，发生率约为 44%，通常在治疗早期（第 1 个月）出现。

2. 疲乏

服药期间通常会自觉乏力、疲惫，发生率约为 35%，一般发生在开始服药后的 1 个月内。

3. 腹痛

服药期间出现胃或腹部疼痛，发生率约为 32%。

4. 腹泻

发生率约为 32%，通常发生在治疗早期，部分患者可能会较严重。

5. 食欲下降与体重减轻

食欲下降与体重减轻是仑伐替尼常见的不良反应，发生率分别为 22%

与 32%，食欲下降可在用药后几天或几个月后出现。

6. 掌跖红肿综合征

又称 "手足皮肤反应"，主要表现为手或脚掌受压迫区皮肤改变（如：红斑、水肿），但不伴有疼痛。如不及时治疗，则可能发展为疼痛性剥皮、水泡、出血或角化过度。掌跖红肿综合征的发生率为 24%，一般发生在开始服药后 6 周内。

7. 关节痛或肌痛

可表现为肌肉骨骼痛、背痛、四肢疼痛等，发生率约为 31%。

8. 出血

可表现为鼻衄、血尿、齿龈出血、食管静脉曲张出血、呕血等，发生率约为 25%，其中鼻衄最常见，但也有导致严重的出血问题的报告。

9. 实验室检查异常

服药期间可能出现血小板计数降低（28%）、蛋白尿（27%）、天门冬氨酸氨基转移酶升高（24%）、白细胞计数降低（21%）、丙氨酸氨基转移酶升高（20%）等实验室检查异常。

服药期间有哪些注意事项？

（1）服药期间应注意按医嘱定期监测心脏失代偿相关症状与体征、血压变化、肝功能、血电解质（血镁、血钾、血钙）、血 TSH、心电图等项目。

（2）服药期间如果出现以下情况，请立即联系您的医生并前往急诊。

◎ 发热（≥ 38℃）或伴寒战（可能是感染的迹象）。

◎ 心脏问题的症状，例如呼吸急促或肿胀。

◎ 可能的血栓相关的症状，例如：剧烈的胸痛或压迫感，手臂、背部、颈部或下巴疼痛，身体一侧的麻木或无力，说话困难，突然或严重的头痛，突然的视力改变。

◎ 严重的胃（腹部）疼痛。

◎ 严重、无法控制的腹泻。

◎ 可逆性后部白质脑病（一种罕见的并发症）相关症状：严重头痛、癫痫发作、无力、意识模糊、失明或视力改变。

（3）以下症状需要就医，但不是紧急情况。注意到以下任何情况，请在 24 小时内与主诊医生联系。

◎ 高血压。

◎ 皮肤变化（皮疹、痤疮、瘙痒、水泡、脱皮、发红或肿胀）。

◎ 恶心（干扰进食能力且未按规定药物治疗）。

◎ 呕吐（24 小时内呕吐 4~5 次以上）。

◎ 腹泻（24 小时内发作 4~6 次）。

◎ 24 小时无法进食或喝水，或有脱水迹象：疲倦、口渴、口干、发黑、尿量减少或头晕。

◎ 皮肤或眼白变黄。

◎ 尿液变成黑色或棕色（茶色）。

◎ 食欲下降。

◎ 比正常情况更容易流血或出现瘀伤（鼻子流血、咳嗽、阴道大量出血、直肠出血）。

◎ 监测项目异常。

◎ 其他任何不适。

（4）仑伐替尼可能影响伤口愈合，如果您需要接受手术，请及时告知医生您正在服用仑伐替尼，以便医生根据您的情况判断是否需要暂时中断仑伐替尼的治疗。

Q 特殊人群能否服用?

（1）孕妇应避免服用仑伐替尼。

（2）哺乳期妇女禁用仑伐替尼。

（3）育龄妇女与男性在治疗期间及治疗后应确保有效避孕，目前尚不清楚仑伐替尼是否会降低激素类避孕药的有效性，建议口服激素类避孕药的女性增加屏障避孕法。

（4）仑伐替尼在 18 岁以下儿童中的使用缺乏相关数据，请遵循专业医生的建议。

（5）≥ 75 岁老年人的使用请遵循专业医生的建议。

Q 哪些人不适合服用？

（1）哺乳期妇女。

（2）对仑伐替尼药物本身或药物辅料成分有超敏反应的患者禁用仑伐替尼。

 药师特别提醒

①如果您不清楚自己是否对仑伐替尼药物本身或药物辅料成分过敏，首次服用时请小心谨慎，如服药后（特别是服药后 1 小时内）出现风团样皮疹、瘙痒、咽喉不适或腹泻等现象，请及时与主诊医生联系。

②可以将剂量拆分成两半，分别与两餐同服。

Q 哪些药或食物不能和它一起吃？

（1）仑伐替尼经肝脏 P450 3A4 酶系与非 P450 酶系代谢清除，受 CYP3A4 诱导剂和抑制剂的影响轻微；但是，与已知具有较窄治疗指数的 CYP3A4 底物 [例如：阿司咪唑、特非那定、西沙必利、匹莫齐特、奎尼丁、苄普地尔或麦角生物碱（麦角胺、二氢麦角胺）] 联合用药时应谨慎。

（2）长期服用其他药物的患者，建议前往用药咨询门诊咨询专业药师。

其他需要注意的问题

（1）仑伐替尼应在＜ 30℃的环境中保存。

（2）请将药物置于儿童接触不到的地方。

培唑帕尼片

文 / 魏雪

Q 哪些患者适合使用它?

培唑帕尼片用于晚期肾细胞癌（RCC）患者的一线治疗和曾接受细胞因子治疗的晚期肾细胞癌患者的治疗。

 药师特别提醒

①用药前一定要到正规医院经过专业医生的评估，切勿自行购药服用。

②服用前提醒：如果您患有严重的肝脏疾病，则不应使用培唑帕尼。

③培唑帕尼可能导致严重或危及生命的肝脏问题，您将需要经常进行血液检查以检查肝功能。

Q 如何服用?

培唑帕尼推荐口服剂量为：每日 1 次，每次 800mg，空腹服用，即饭前 1 小时或饭后 2 小时服用。

 药师特别提醒

①请于每天同一固定时间服用该药物，即便自己感觉良好，也要坚持每天同一时间服用，除非主治医生另外有嘱咐。

②整片吞服，不要压碎。

③用一杯温开水送服片剂，大约 150~200ml。

④如果忘记服药，您可以在当天记起时，如在原计划服用时间 12 小时

内尽快服用；如漏服时间已超过 12 小时，则无须补服药物。第二天继续按正常计划时间服用 1 次剂量，切勿同时服用 2 次剂量的药物。

⑤如果服药后出现呕吐，不应额外再服用药物，等到下一次服用时间按平时剂量服用即可。

⑥切勿自行调整药物剂量。

⑦使用培唑帕尼可能导致严重或危及生命的肝脏问题。因此，您需要定期进行血液或尿液检查以及肝功能和血压检查。心脏功能可能需要使用心电图仪或 ECG/EKG 进行检查。

⑧为确保培唑帕尼用药安全，请告知您的医生您是否曾经有以下情况：肝病、心脏病、心律失常、长 Q-T 间期综合征、高血压、血块或中风、甲状腺疾病、头痛、癫痫发作、视力问题、胃或肠穿孔、胃或肠内瘘管、最近 6 个月内出现胃或肠道出血、在过去 7 天内进行过手术。

Q 服药后可能会有哪些不舒服？

培唑帕尼常见的不良反应包括：肝功能指标异常（32%~53%）、肾功能肌酐升高（高达 26%）、蛋白尿（高达 12%）、高血压（41%）、心肌功能障碍（高达 11%）、胸痛（高达 10%）、毛发颜色改变（38%~39%）、手足综合征（11%）、脱发（11%）、皮疹（11%）、食欲减退（28%）、体重下降（8%）、腹泻（52%~59%）、恶心（26%~56%）、呕吐（21%~33%）、胃肠道疼痛（高达 23%）、腹痛（高达 14%）、黏膜炎（高达 12%）、口腔炎（高达 11%）、疲劳（19%~65%）、味觉障碍（高达 28%）、头痛（10%~23%）、呼吸困难（4%）、甲状腺功能减退（7%）、白细胞减少症（37%~44%）、中性粒细胞减少症（34%）、血小板减少症（32%~36%）、出血（12%~22%，如鼻出血、咳血、黏膜出血、皮下淤血等）等。

 药师特别提醒

①尽管并非所有这些不良反应都可能发生，且随着身体对培唑帕尼的适应，这些副作用可能会在治疗过程中消失，但如果确实发生了，则需要

专业的医疗护理。

②培唑帕尼可引起严重的肝脏问题。在培唑帕尼治疗之前和治疗期间，您的医生将进行血液检测以检查您的肝脏功能。如果在治疗过程中出现以下任何肝脏问题征兆，例如皮肤或眼睛发黄（黄疸）、尿色深、疲倦、恶心或呕吐、食欲不振、腹痛、瘀伤，请立即告诉医生。

③培唑帕尼可能引起高血压。在治疗的第 1 周和治疗期间应定时监测血压，以确保血压得到良好控制。如果血压升高或出现视力模糊、神志不清、恶心和呕吐、呼吸急促、严重头痛、严重焦虑、剧烈胸痛或癫痫发作等症状，请立即告诉医生。

④培唑帕尼可能会影响伤口愈合。在手术前至少 7 天停止使用培唑帕尼，并在手术后重新开始药物治疗之前咨询医生。如您服药前或服药期间有伤口，也请告知医师。

Q 特殊人群能否服用?

（1）孕妇与哺乳期妇女应避免服用培唑帕尼。

（2）18 岁以下患者服用培唑帕尼的安全性和药物疗效的数据暂未确定。

（3）对于肾功能不全患者，不建议进行任何剂量调整，但对于肌酐清除率低于 30ml/min 的患者，建议谨慎使用。

（4）对于肝功能不全患者，剂量调整可参考以下建议。

肝功能不全	总胆红素	ALT	剂量调整
轻度肝功能损害	实测值在正常范围内	ALT 大于正常 ULN 值上限	无须调整剂量，但建议谨慎使用并严密观察患者用药反应
	实测值大于 1~1.5 倍 ULN	无论 ALT 值如何	
中度肝功能不全	实测值大于 1.5~3 倍 ULN	无论 ALT 值如何	考虑替代疗法，或每日口服 1 次，剂量降至 200 mg
严重肝功能不全	实测值大于 3 倍 ULN	无论 ALT 值如何	不推荐使用培唑帕尼

药师特别提醒

①服用培唑帕尼可能会造成胎儿伤害，建议男性和女性患者在培唑帕尼治疗期间以及终止治疗后 2 周内要避免怀孕，应该采取有效避孕措施。如果怀疑怀孕，患者应寻求医疗建议和咨询。

②妊娠期妇女服用药物，不能排除胎儿的风险。

③处于母乳喂养期的患者在服药期间进行哺乳，其药物不良反应对婴儿的损害风险尚不知晓。在使用培唑帕尼期间以及上次服药后至少 2 周内，请勿哺乳。请咨询您的主治医生以及生殖专科医生。

④肝功能不全患者在治疗开始之前和整个治疗期间，应定期监测肝功能，并根据结果建议中断、减少或中止给药，具体用药剂量应遵照主治医生的建议。

Q 哪些人群不适合服用？

（1）严重肝功能不全的患者不推荐使用。

（2）正处在孕期的患者请勿使用帕唑帕尼，它可能会伤害未出生的婴儿。在使用这种药物时以及上次服药后至少 2 周内，应使用有效的节育措施以防止怀孕。

（3）目前尚不清楚培唑帕尼是否会进入母乳，或是否会损害哺乳婴儿。在使用培唑帕尼时以及上次服药后至少 2 周内，请勿哺乳。

Q 哪些药或食物不能和它一起吃？

培唑帕尼片服用后，经过肝脏代谢，应避免与肝脏药物代谢酶的中效、强效抑制剂及强效诱导剂联合使用，以防止可能发生的不良的药物相互作用。若您正在同时使用以下这些药物中的任何一种，请务必告诉您的主治医生；或者就诊时，您可以把药品带给医生或药师。

1. 强效抑制剂

克林霉素、酮康唑、伊曲康唑、伏立康唑、泊沙康唑、西柚（葡萄柚）或西柚（葡萄柚）汁、塞维利亚橘子 / 橙子（苦橙 / 酸橙）或塞维利亚橘子 /

橙子（苦橙／酸橙）汁等。

2. 中效抑制剂

红霉素、氟康唑等。

3. 强效诱导剂

利福平、苯妥英钠、卡马西平等。

 药师特别提醒

①服药期间，应避免食用西柚（葡萄柚）或西柚（葡萄柚）汁、塞维利亚橘子／橙子（苦橙／酸橙）或塞维利亚橘子／橙子（苦橙／酸橙）汁，这些水果、果汁会影响培唑帕尼的治疗效果。

②如果您还在长期服用其他一些药物（包括中草药或者其他保健品），建议您就诊时告知主治医生或咨询专业药师。

🔵 **其他需要注意的问题**

（1）培唑帕尼片应密闭存放在 30℃以下、原包装里。

（2）药品应该放置在干燥的环境中，不要放在盥洗室或者浴室里。

（3）如果不慎发生过量服用，请尽快与您的主治医生联系，并说明相关情况。

肿瘤药师话药物

瑞戈非尼片

文 / 潘莹

Q **哪些患者适合使用它？**

瑞戈非尼在国内主要用于晚期肝细胞癌、晚期胃肠间质瘤以及晚期结直肠癌的治疗，用药前需经过专业医生的评估与建议。

Q **如何服用？**

（1）按医嘱每日服药 1 次，每一疗程前 21 天口服药物，28 天为一个疗程。

（2）请于每天同一时间进食低脂早餐（脂肪含量 30%）后服用药物，建议将药物完整吞服。

药师特别提醒

①为什么瑞戈非尼必须在摄入低脂早餐后服用？

瑞戈非尼在人体的吸收受食物的影响，低脂饮食可以保证药物在人体的浓度最高，有助于更好地发挥疗效。

②什么是低脂早餐？

低脂早餐是指早餐的能量配比符合以下要求：热量 < 600 千卡，且脂肪含量 < 30%。

③哪些属于低脂早餐？

◎ 西式早餐

2 片白色吐司面包 +1 汤匙低脂人造黄油 +1 汤匙果冻 +250ml 脱脂牛奶。

1 杯谷物 +250ml 脱脂牛奶 +1 片吐司配果冻 + 苹果汁 +1 杯咖啡或茶。

◎ 中式早餐

肉包（不含蛋）2 两 + 青菜肉粥或燕麦粥 2 两。

普通炒饭 4 两（不含蛋）。

◎ 普通炒粉或炒面（不含蛋）4 两。

（更详细的餐谱建议咨询专业药师或营养师）

（3）如果忘记服药，请尽可能在当天记起时服用。不得在同一天服用 2 剂药物以弥补（前一天）漏服的剂量。

（4）如果服用瑞戈非尼后出现呕吐，同一天内不得再次服药。

（5）其他特殊服药问题建议前往用药咨询门诊咨询专业药师。

Q 用药前有哪些健康相关情况需要告知医生?

（1）有无心脏问题或胸痛史。

（2）除肝癌外还有肝脏疾病。

（3）出血。

（4）高血压。

（5）计划进行任何外科手术或近期刚接受过手术。

（6）是否怀孕或计划怀孕。索拉非尼可能会伤害胎儿，如果在接受索拉非尼治疗期间怀孕，应立即告知医生。

（7）是否母乳喂养或计划母乳喂养。

（8）告知医生或药师你服用的所有药物，包括处方药和非处方药、维生素、中草药以及保健品。

Q 服药后可能会有哪些不舒服?

手足皮肤反应、肝功能异常和高血压是（亚洲人）服用瑞戈非尼期间最常见的不良反应，主要的表现如下。

1. 手足皮肤反应

手或脚掌受压迫区皮肤改变（如：红斑、水肿），但不伴有疼痛。如不

防癌抗癌药知道

及时治疗，则可能发展为疼痛性剥皮、水泡、出血或角化过度。

2. 肝功能异常

肝脏检验指标（胆红素、丙氨酸氨基转移酶、门冬氨酸氨基转移酶）的异常升高。

3. 高血压

血压升高，通常在治疗开始后不久出现。

❓ 服药期间有哪些注意事项?

（1）服药期间应注意按医嘱定期监测血压、血生化等项目。

（2）如出现异常出血、血压升高、头痛、癫痫发作、精神状态改变、视力障碍、严重的手足皮肤反应、严重或持续的腹泻或腹痛、发热以及各类检验指标的变化等，请及时告知医生。

（3）服药期间出现以下情况，请立即就医或与您的主治医生联系。

　◎ 发热（≥ 38℃）或伴寒战（可能是感染的迹象）。

　◎ 反应极差的迹象（喘鸣、胸闷、发热、瘙痒、咳嗽严重、皮肤呈蓝色或灰色、癫痫发作或肿胀或面部、嘴唇、舌头、喉咙发炎）。

　◎ 视力突然改变、心跳加快、非常头痛、头晕或昏倒。

（4）以下症状需要就医，但不是紧急情况。注意到以下任何情况，请在 24 小时内与主诊医生联系。

　◎ 腹泻（24 小时内发作 4~6 次）。

　◎ 恶心（干扰进食能力且未按规定药物治疗）。

　◎ 呕吐（24 小时内呕吐 4~5 次以上）。

　◎ 24 小时无法进食或喝水，或有脱水迹象：疲倦、口渴、口干、发黑、尿量减少或头晕。

　◎ 皮肤或眼白变黄。

　◎ 尿液变成黑色或棕色（茶色）。

　◎ 食欲下降。

◎ 腹部右侧疼痛。

◎ 比正常情况更容易流血或出现瘀伤。

◎ 皮肤变化（皮疹、痤疮、瘙痒、水泡、脱皮、发红或肿胀）。

◎ 血压升高。

◎ 感到非常疲倦或虚弱（无法进行自我保健活动）。

◎ 体重大幅增加或减少。

◎ 黑色或柏油状粪便，或便血。

◎ 尿中有血。

◎ 感染的迹象（非常严重的喉咙痛、耳朵或鼻窦疼痛、咳嗽、痰多或痰液颜色变化、尿液通过引起的疼痛、口疮、无法愈合或肛门瘙痒或疼痛的伤口）。

（5）瑞戈非尼可能影响伤口愈合，如果您需要接受手术，请及时告知医生您正在服用瑞戈非尼，以便医生根据您的情况判断是否需要暂时中断瑞戈非尼的治疗。

（6）服药过程中出现其他任何不适或监测项目异常，请及时告知主诊医生。

Q 特殊人群能否服用？

（1）孕妇与哺乳期妇女应避免服用瑞戈非尼。

（2）育龄妇女与男性在治疗期间及治疗后应确保有效避孕。

（3）瑞戈非尼在 18 岁以下儿童中的使用缺乏相关数据，请遵循专业医生的建议。

（4）≥ 65 岁老年人的使用请遵循专业医生的建议。

Q 哪些人不适合服用？

（1）严重肝功能不全（Child-Pugh C 级）不建议服用瑞戈非尼。

（2）对瑞戈非尼药物本身或药物辅料成分有超敏反应的患者禁用瑞戈非尼。

药师特别提醒

①如果您不清楚自己是否对瑞戈非尼药物本身或药物辅料成分过敏，首次服用时请小心谨慎，如服药后（特别是服药后 1 小时内）出现风团样皮疹、瘙痒、咽喉不适或腹泻等现象，请及时与主诊医生联系。

②将剂量折分成两半，分别与两餐同服。

❓ 哪些药或食物不能和它一起吃？

瑞戈非尼经肝脏代谢，一些肝药酶强抑制剂［如：克林霉素、西柚（葡萄柚）或西柚（葡萄柚）汁、塞维利亚橘子 / 橙子（苦橙 / 酸橙）或塞维利亚橘子 / 橙子（苦橙 / 酸橙）汁、伊曲康唑等］或强诱导剂（如：利福平、苯妥英钠、卡马西平等）可能与瑞戈非尼发生药物相互作用。长期服用其他药物的患者，建议前往用药咨询门诊咨询专业药师。

💊 其他需要注意的问题

瑞戈非尼为单瓶包装，打开瓶盖后，药品在 7 周内保持稳定；7 周后若有未服用的药片，必须丢弃。

舒尼替尼胶囊

文 / 李晓燕

Q 什么是舒尼替尼?

苹果酸舒尼替尼是一种能抑制多个受体酪氨酸激酶（RTK）的小分子，其中某些受体酪氨酸激酶参与肿瘤生长、病理性血管形成和肿瘤转移的过程。

Q 哪些患者适合使用它?

（1）不能手术的晚期肾细胞癌（RCC）。

（2）甲磺酸伊马替尼治疗失败或不能耐受的胃肠间质瘤（GIST）。

（3）不可切除的转移性高分化进展期胰腺神经内分泌瘤（pNET）成年患者。

Q 如何服用?

1. 胃肠间质瘤

推荐剂量是 50mg，每日 1 次，口服，服药 4 周，停药 2 周（4/2 给药方案）；与食物同服或不同服均可。

2. 晚期肾细胞癌

推荐剂量是 50mg，每日 1 次，口服，服药 4 周，停药 2 周（4/2 给药方案）；与食物同服或不同服均可。

3. 胰腺神经内分泌瘤

推荐剂量为 37.5mg，口服，每日 1 次，连续服药，无停药期；与食物同服或不同服均可。

Q 服药后可能会有哪些不舒服?

1. 可能引起的不良反应

皮肤脱色、疲劳、乏力、发热、腹泻、恶心、黏膜炎或口腔炎、呕吐、消化不良、腹痛、便秘、高血压、外周水肿、皮疹、手足综合征、皮肤褪色、皮肤干燥、毛发颜色改变、味觉改变、头痛、背痛、关节疼痛、肢端疼痛、咳嗽、呼吸困难、厌食和出血。

2. 潜在严重的不良反应

肝毒性、左心室功能障碍、Q-T 间期延长、出血、伤口愈合延迟、蛋白尿、坏死性筋膜炎、高血压、甲状腺功能不全等。

有上述症状或检查异常的患者，请及时向主治医师或药师咨询，情况严重者，尽快就近就医。

🅠 **特殊人群能否服用？**

1. 老年人

临床研究示未发现年轻患者与老年患者在用药安全性或有效性方面的差异。

2. 儿童

不推荐用于该人群。

3. 肾功能损害

轻度（肌酐清除率为 50~80ml/min）、中度（肌酐清除率为 30~50ml/min）、重度（肌酐清除率 < 30ml/min）且未接受透析的患者接受舒尼替尼无须调整初始剂量；血液透析的末期肾病患者（ESRD）无须调整初始剂量。

4. 肝功能损害

轻度（Child–Pugh A 级）、中度（Child–Pugh B 级）肝功能损害患者无须调整初始剂量；未针对重度（Child–Pugh C 级）肝功能不全患者进行临床研究。

🅠 **哪些人不适合服用？**

对本品或药物的非活性成分严重过敏者禁用。

哪些药不能和它一起吃?

1. CYP3A 强效抑制剂

避免合并使用。例如:酮康唑、伊曲康唑、克拉霉素、阿扎那韦、茚地那韦、萘法唑酮、那非那韦、利托那韦、沙奎那韦、泰利霉素、伏立康唑。同时应用时,可能增加舒尼替尼的浓度。

如果必须与 CYP3A4 强抑制剂同时应用,需要考虑降低本品剂量。如需合并使用上述药物,用药前请经过专业医生的评估与建议。

2. CYP3A 诱导剂

避免合并使用。例如:地塞米松、苯妥英、卡马西平、利福平、利福布汀、利福喷汀、苯巴比妥、圣约翰草。同时应用时,可降低舒尼替尼的浓度。

如果必须与 CYP3A4 诱导剂同时应用,需要考虑增加本品剂量。如需合并使用上述药物,用药前请经过专业医生的评估与建议。

居家用药需要关注什么?

1. 避孕

(1)女性　用药期间及末次用药后至少 4 周应避孕。

(2)男性　用药期间及末次用药后至少 7 周应避孕。

2. 哺乳

目前尚无舒尼替尼或其代谢产物是否存在人乳汁中的信息。建议舒尼替尼用药期间及末次给药后至少 4 周内停止哺乳。

3. 饮食

服药期间,应避免食用西柚(葡萄柚)或西柚(葡萄柚)汁、塞维利亚橘子 / 橙子(苦橙 / 酸橙)或塞维利亚橘子 / 橙子(苦橙 / 酸橙)汁,合用可增加舒尼替尼的血药浓度。

4. 驾驶

该药服用期间可能出现头晕,有类似症状的患者应谨慎驾驶或操作机器。

肿瘤药师话药物

索拉非尼片

文 / 潘莹

Q 哪些患者适合使用它?

索拉非尼在中国主要用于晚期肾细胞癌、晚期肝细胞癌以及晚期甲状腺癌的治疗,用药前需经过专业医生的评估与建议。

Q 用药前有哪些健康相关情况需要告知医生?

(1)有无心脏问题,包括先天性 Q–T 间期延长综合征。

(2)胸痛。

(3)生化检查中血镁、血钾、血钙异常。

(4)出血。

(5)高血压。

(6)计划进行任何外科手术或近期刚接受过手术。

(7)是否怀孕或计划怀孕。索拉非尼可能会伤害胎儿,如果在接受索拉非尼治疗期间怀孕,应立即告知医生。

(8)是否母乳喂养或计划母乳喂养。

(9)告知医生或药师您服用的所有药物,包括处方药和非处方药、维生素、中草药以及保健品。

Q 如何服用?

(1)按医嘱每日服药 2 次,连续每日服用。

(2)请于每天同一时间服用药物,空腹服用或低、中脂餐后服用均可,建议将药物完整吞服。

(3)如果忘记服药,无须补服,在下一次既定服药时间服用药物即可。

不得一次服用 2 剂药物以弥补（前一次）漏服的剂量。

（4）其他特殊服药问题建议前往用药咨询门诊咨询专业药师。

Q 服药后可能会有哪些不舒服？

手足皮肤反应、脱发、腹泻、皮疹以及乏力是（亚洲人）服用索拉非尼期间最常见的不良反应，主要的表现如下。

1. 手足皮肤反应

手或脚掌受压迫区皮肤改变（如：红斑、水肿），但不伴有疼痛。如不及时治疗，则可能发展为疼痛性剥皮、水泡、出血或角化过度。手足皮肤反应发生率为 44.3%，一般在开始服药后的 6 周内出现。

2. 脱发

服药期间出现脱发（可表现为头发稀疏或局部斑片状脱发），发生率为 24.2%。

3. 腹泻

在治疗早期或较晚时候均可能出现，发生率为 22.8%。

4. 皮疹

服药期间出现皮疹伴皮肤干燥或瘙痒，皮疹的发生率为 18.8%，一般在开始服药后的 6 周内出现。

5. 乏力

服药期间通常会自觉乏力、疲惫，发生率为 18.8%，一般发生在开始服药后的 4~6 个月。索拉非尼引起的乏力一般是自限性的，服药后 5~6 个月通常可以缓解。

Q 服药期间有哪些注意事项？

（1）服药期间应注意按医嘱定期监测血压变化、肝功能、血钙（甲状腺癌患者）、血 TSH（甲状腺癌患者）、心电图（心律失常病史患者）、电解质（心律失常病史患者）等项目。

（2）服药期间如果出现胸痛、呼吸急促、心跳加速、小腿和脚以及腹部肿胀、头晕、疲劳、恶心、呕吐或大量出汗等情况，请立即就近急诊。

（3）服药期间出现以下情况，请立即与您的主治医生联系。

◎ 发热（≥ 38℃）或伴寒战（可能是感染的迹象）。

◎ 吐血或呕吐物看起来像咖啡。

◎ 月经量明显增加。

◎ 粉红色或棕色尿液。

◎ 异常阴道出血。

◎ 红色或黑色（看起来像沥青）大便。

◎ 经常流鼻血。

◎ 咳血或血块。

◎ 身上出现不明原因的瘀伤。

◎ 皮肤或眼白发黄、出现茶色尿。

◎ 出现严重的恶心、呕吐和（或）严重胃或腹痛。

（4）以下症状需要就医，但不是紧急情况。注意到以下任何情况，请在 24 小时内与主诊医生联系。

◎ 刺痛或烧灼痛、发红、手掌或脚底肿胀。

◎ 恶心（干扰进食能力且未按规定药物治疗）。

◎ 呕吐（24 小时内呕吐 4~5 次以上）。

◎ 腹泻（24 小时内发作 4~6 次）。

◎ 极度疲劳（无法进行自我保健活动）。

◎ 便秘不能缓解。

◎ 感染迹象，如：发红或肿胀、吞咽疼痛、黏液咳嗽或排尿疼痛。

◎ 监测项目异常。

◎ 其他不适。

（5）索拉非尼可能影响伤口愈合，如果您需要接受手术，请及时告知医生您正在服用索拉非尼，以便医生根据您的情况判断是否需要暂时中断索拉非尼的治疗。

（6）服药过程中出现其他任何不适或监测项目异常，请及时告知主诊医生。

Q 特殊人群能否服用?

（1）孕妇与哺乳期妇女应避免服用索拉非尼。

（2）育龄妇女与男性在治疗期间及治疗后应确保有效避孕。

（3）索拉非尼在18岁以下儿童中的使用缺乏相关数据，请遵循专业医生的建议。

（4）≥65岁老年人的使用请遵循专业医生的建议。

Q 哪些人不适合服用?

（1）患有鳞细胞肺癌并正在接受紫杉醇＋卡铂联合方案化疗的患者。

（2）对索拉非尼药物本身或药物辅料成分有超敏反应的患者禁用索拉非尼。

 药师特别提醒

①如果您不清楚自己是否对索拉非尼药物本身或药物辅料成分过敏，首次服用时请小心谨慎，如服药后（特别是服药后1小时内）出现风团样皮疹、瘙痒、咽喉不适或腹泻等症状，请及时与主诊医生联系。

②可以将剂量拆分成两半，分别与两餐同服。

Q 哪些药或食物不能和它一起吃?

索拉非尼主要经肝脏代谢清除，一些肝药酶强抑制剂〔如：克林霉素、西柚（葡萄柚）或西柚（葡萄柚）汁、塞维利亚橘子／橙子（苦橙／酸橙）或塞维利亚橘子／橙子（苦橙／酸橙）汁、伊曲康唑等〕或强诱导剂（如：利福平、苯妥英钠、卡马西平等）可能与索拉非尼发生药物相互作用。长期服用其他药物的患者，建议前往用药咨询门诊咨询专业药师。

其他需要注意的问题

（1）索拉非尼应在＜25℃的环境中保存。

（2）请将药物置于儿童接触不到的地方。

肿瘤药师话药物

维莫非尼片

文 / 李晓燕

维莫非尼是什么?

维莫非尼为 BRAF 丝氨酸 – 苏氨酸激酶的某些突变体(包括 BRAF V600E)的口服小分子抑制剂。

哪些患者适合使用它?

(1)经批准的检测方法确定的 BRAF V600 突变阳性的不可切除或转移性黑色素瘤。

(2)另有该药用于乳腺癌等实体瘤方面的临床研究报道,患者若需超适应证用药,用药前需经过专业医生的评估与建议,请勿自行决策。

如何服用?

1. 剂型

片剂。

2. 用法用量

推荐剂量为:每次片剂 960mg,每日 2 次,首剂药物应在上午服用,第 2 剂应在此后约 12 小时,即晚上服用。随餐或空腹均可。

药品应整片用水送服,不得咀嚼、碾碎。

3. 漏服

可在下一剂服药 4 小时以前补服漏服的药物,以维持每日 2 次的给药方案。不应同时服用 2 剂药物。

4. 呕吐

如果维莫非尼服药后发生呕吐,患者不应追加剂量,而应按常规剂量继续治疗。

Q 服药后可能会有哪些不舒服？

维莫非尼最常见的任意级别不良反应（任一研究≥30%）为关节痛、疲乏、皮疹、光敏反应、脱发、恶心、腹泻、头痛、瘙痒、呕吐、皮肤乳头状瘤和皮肤角化症。

最常见（≥5%）的3级不良反应为皮肤鳞状细胞癌（cuSCC）、角化棘皮瘤、皮疹、关节痛和γ-谷氨酰转移酶（GGT）升高等。

另有BRAF野生型黑色素瘤肿瘤进展、Q-T间期延长、超敏反应、肝功能异常、肾功能异常、胰腺炎、葡萄膜炎等报道。

有上述症状或检查异常的患者，请及时与主治医师或药师咨询，情况严重者，尽快就近就医。

Q 特殊人群能否服用？

1. 老年人

≥65岁的患者，无特殊剂量调整要求。但老年人可能更容易发生不良事件，包括皮肤鳞状细胞癌（cuSCC）、食欲下降、心脏疾病。

2. 儿科患者

维莫非尼用于18岁以下患者的安全性和有效性尚未建立。

3. 肾功能损害

对于轻度或中度肾功能受损（肌酐清除率>30ml/min）的患者，无须进行起始剂量调整。重度肾功能受损患者（肌酐清除率<29ml/min），无法确定是否需要调整剂量。

4. 肝功能损害

大部分维莫非尼通过肝脏清除。对于轻度或中度肝功能受损的患者，无须进行起始剂量调整。对于重度肝功能损害患者，研究数据不足，无法确定是否需要调整剂量。

Q 哪些药不能和它一起吃？

1. 抑制或诱导CYP3A4的药物

与维莫非尼联合用药的情况下，应慎用强效CYP3A4抑制剂（例如：

酮康唑、伊曲康唑、克林霉素、阿扎那韦、奈法唑酮、沙奎那韦、泰利霉素、利托那韦、茚地那韦、奈非那韦、伏立康唑）和诱导剂（例如：苯妥英、卡马西平、利福平、利福布汀、利福喷汀、苯巴比妥）。

如需合并使用上述药物，用药前请经过专业医生的评估与建议。

2.CYP1A2 底物

维莫非尼联合用药导致咖啡因、替托尼定 AUC 升高。

如需合并使用上述药物，用药前请经过专业医生的评估与建议。

3.CYP2C9 底物

维莫非尼与 S-华法林（CYP2C9 底物）的联合用药导致 S-华法林的 AUC 升高 18%。在维莫非尼与 S-华法林联合用药的情况下，应谨慎，并考虑额外的国际标准化比值（INR）监测。

4.P-糖蛋白（P-gp）底物

多次口服维莫非尼（960mg，每日 2 次）可增大单次口服剂量地高辛的暴露量。因此，在维莫非尼与 P-gp 底物合并给药时应谨慎。

◉ 居家用药需要关注什么？

1. 生育力

尚未实施任何临床前生育力研究。有报告指出维莫非尼经胎盘转移至胎儿，妊娠期妇女禁止使用维莫非尼，除非对母亲的受益超过对胎儿的可能风险。

2. 避孕

建议育龄妇女及男性在维莫非尼用药期间及停药后至少 6 个月内应避孕。

3. 哺乳

维莫非尼是否分泌至人乳汁中尚不确定。

4. 驾驶

疲劳或眼睛问题可能影响驾驶车辆，有这些症状的患者应谨慎驾驶或操作机器。

西达本胺片

文 / 刘澍

 哪些患者适合使用它?

（1）单药主要用于既往至少接受过一次全身化疗的复发或难治的外周 T 细胞淋巴瘤（PTCL）患者。

（2）联合芳香化酶抑制剂用于激素受体阳性、人表皮生长因子受体 –2 阴性、绝经后、经内分泌治疗复发或进展的局部晚期或转移性乳腺癌患者。

药师特别提醒

> 用药前一定要到正规医院经过专业医生的评估，切勿自行购药服用！

 如何服用?

（1）成人推荐每次服药 30 mg（6 片），每周服药 2 次，2 次服药的间隔不应少于 3 天（如：周一和周四、周二和周五、周三和周六等），早餐后 30 分钟服用。

（2）若病情未进展或未出现不能耐受的不良反应，建议持续服药。

 药师特别提醒

> ①请于每天同一固定时间服用药物，即便自己感觉良好，也要坚持服用，除非主治医生另外有嘱咐。
> ②用温开水送服整片药；不要弄破或咀嚼。

Q 服药后可能会有哪些不舒服？

最常发生的不良反应包括：血小板计数减少、白细胞或中性粒细胞计数减少、血红蛋白降低、乏力、发热、腹泻、恶心、呕吐、食欲下降、低钾血症、低钙血症、皮疹等。

Q 服药期间有哪些注意事项？

（1）在使用本品前，应进行血常规检查，相关指标满足以下条件方可开始用药：中性粒细胞绝对值 $\geq 1.5 \times 10^9/L$，血小板 $\geq 75 \times 10^9/L$，血红蛋白 $\geq 9.0g/dl$。

（2）在服药过程中，大约75%的首次血液学不良反应出现在服药后的6周内，建议每周进行一次血常规检查。若血常规检查达不到要求，应该及时就医，尤其当中性粒细胞计数 $< 1.0 \times 10^9/L$、体温高于38.5℃时，不要在家里自行休息，务必尽快就医。

（3）在服药过程中，应至少每3周检测一次肝功能相关指标。若ALT或AST高于正常上限2.5倍，应该及时就医，由专业医生判断治疗方案是否需要暂定或调整。

（4）建议在用药过程中至少每3周检测一次肾功能指标。如果某一项肾功能检测指标出现 ≥ 3 级异常情况，应该及时就医，由专业医生判断治疗方案是否需要暂定或调整。

（5）首次服用本品前，如果血钾、血钙或血镁检查指标异常，则应在相关指标恢复正常后方可用药。

（6）在本品用药过程中，建议每3周进行一次心电图和电解质检查。如出现校正后Q-T间期（QTc） > 500 毫秒，应该及时就医，由专业医生判断治疗方案是否需要暂定或调整。对于有QTc延长病史、先天性Q-T间期延长综合征患者以及正在服用抗心律失常药物或者其他可能延长QTc药物的患者，应慎用本品，或在咨询心脏专科医生的意见后用药。

（7）建议在本品用药过程中，注意血栓发生的可能。有活动性出血、咳血、咯血或新发血栓性疾病的患者，应该及时就医，由专业医生判断治疗方案是否需要暂停或调整。

药师特别提醒

①每一种药物在发挥治疗作用的同时，也会伴有一些副作用。若有以下情况，请勿惊慌：头痛、心悸、眩晕、潮红、疲倦、睡眠障碍；这些症状会随服药时间的延长而慢慢减弱。

②若上述症状持续且加重，或者出现异常出血、血压升高、心动过速或过缓、昏倒、视觉障碍、感觉迟钝、情绪低落、食欲不振、皮肤和眼睛黄染、严重皮肤反应、骨骼肌肉疼痛或抽筋、严重或持续的腹泻或腹痛、发热以及各类监测指标异常，请及时告知您的主治医生。

Q 特殊人群能否服用？

（1）孕妇与哺乳期妇女应避免服用西达本胺片。

（2）18岁以下儿童以及 ≥ 65岁老年人使用西达本胺片，请遵循专业医生建议。

 药师特别提醒

①育龄妇女在西达本胺片治疗期间应避免怀孕。

②处于育龄期、生育期的女性或男性是否合适备孕，请咨询您的主治医生以及生殖专科医生。

③对于哺乳期妇女，本品是否经人乳汁分泌尚不确定。建议哺乳期妇女在接受本品治疗时停止哺乳。

Q 哪些人不适合服用？

（1）严重心功能不全的患者禁用。

（2）对西达本胺药物本身或药物辅料成分有超敏反应的患者禁用。

药师特别提醒

如果您不清楚自己是否对药物本身或药物辅料成分过敏，首次服用时请小心谨慎，出现皮肤瘙痒、咽喉不适或者腹泻等症状，请及时与主治医生联系。

Q 哪些药或食物不能和它一起吃?

本品临床推荐剂量下的稳态峰浓度（0.14μmol/L）不高，在此浓度下，一般不影响肝脏药物代谢酶。目前尚未报道与西达本胺有严重相互作用的食物或药物。

 药师特别提醒

①如果您还在长期服用其他一些药物（包括中草药或者其他保健品），建议您就诊时告知主治医生或者前往用药咨询门诊咨询专业药师。

②如果过量服用西达本胺，应立即就医，由专业医生进行处理。

🍳 其他您还需要注意的问题

（1）西达本胺片应遮光、密闭存放在25℃以下、原包装里。

（2）药品应该放置在干燥的环境中，不要放在盥洗室或者浴室里。

（3）如果不慎发生过量服用，请尽快与您的主治医生联系，并说明相关情况。

肿瘤药师话药物

伊布替尼胶囊

文 / 刘韬

❓ 哪些患者适合使用它?

伊布替尼胶囊在中国主要用于治疗:套细胞淋巴瘤（MCL）、慢性淋巴细胞白血病（CLL）/ 小淋巴细胞淋巴瘤（SLL）、华氏巨球蛋白血症（WM）。

 药师特别提醒

> 用药前一定要到正规医院经过专业医生的评估，切勿自行购药服用！

❓ 如何服用?

（1）治疗套细胞淋巴瘤的推荐剂量为 560mg，每日服用 1 次，直至疾病进展或出现不可接受的毒性。

（2）治疗慢性淋巴细胞白血病 / 小淋巴细胞淋巴瘤和华氏巨球蛋白血症的推荐剂量为 420mg，每日服用 1 次，直至疾病进展或出现不可接受的毒性。

（3）如果您正在接受伊布替尼胶囊联合利妥昔单抗注射剂治疗的初治或复发的华氏巨球蛋白血症，两个药在同一天给药时，请您记住：在注射利妥昔单抗之前，先服用好当天的伊布替尼胶囊。

防癌抗癌药知道

药师特别提醒

①请于每天同一固定时间服用药物，即便自己感觉良好，也要坚持每天 1 次服用，除非主治医生另外有嘱咐。

②用温开水送服整粒胶囊；不要弄破或咀嚼胶囊，也不要将胶囊打开、取出里面的粉末或颗粒服用。

③如果忘记服药，您可以在当天记起时尽快服用；第二天继续按正常计划时间服药。不要在同一天服用 2 次药物的剂量以弥补（前一天）漏服的剂量。

Q 服药后可能会有哪些不舒服的反应？

1. 套细胞淋巴瘤患者

腹泻、出血（如皮肤青肿）、疲乏、骨骼肌肉疼痛、恶心、上呼吸道感染、咳嗽、皮疹、高血压等。

2. 慢性淋巴细胞白血病 / 小淋巴细胞淋巴瘤患者

感染、贫血、腹泻、骨骼肌肉疼痛、恶心、皮疹、青肿、疲乏、发热、出血和高血压等。

药师特别提醒

服用伊布替尼后，呕吐、便秘、腹泻和腹痛的发生比较普遍；如果服用伊布替尼胶囊后发生呕吐，不需要补服。

Q 服药期间有哪些注意事项？

（1）服药期间应按医嘱定期监测血压、血常规和生化常规等项目。居家时，也请做好血压的日常测定，其余项目要定期返院或者在当地医院复查。

（2）如果医生诊断您存在轻度的肝功能损伤（Child-Pugh A 级），那么服药的剂量就要进行调整，降低到每天服用 1 次，每次 140mg。如果属于中至重度肝功能不全，应避免使用伊布替尼。

（3）由于容易导致血小板减少和出血，服药期间应注意不要受伤、小心剃须，可以使用软毛牙刷刷牙。

（4）服药期间应远离患有传染病、感冒或者流感的人群，注意做好自身防护。

（5）服用伊布替尼胶囊可能会出现疲乏、头晕和乏力，应谨慎驾驶或操作机器。

（6）服用伊布替尼期间，如果需要进行任何类型的外科手术，请告知主治医生您正在服用的药物，由医生安排暂停服药的时间以及手术后再恢复服药的时间。一般情况下，伊布替尼应在小手术前后 3 天和大外科手术前后 7 天停用。

 药师特别提醒

①每一种药物在发挥治疗作用的同时，也会伴有一些副作用，服用伊布替尼胶囊后若有以下情况，请勿惊慌：头痛、心悸、眩晕、潮红、疲倦、睡眠障碍；这些症状会随服药时间的延长而逐渐减弱。

②若上述症状持续且加重，或者出现异常出血、血压升高、心动过速或过缓、昏倒、视觉障碍、感觉迟钝、情绪低落、食欲不振、皮肤和眼睛黄染、严重皮肤反应、骨骼肌肉疼痛或抽筋、严重或持续的腹泻或腹痛、发热以及各类监测指标异常，请及时告知您的主治医生。

Q **特殊人群能否服用？**

（1）孕妇与哺乳期妇女应避免服用伊布替尼胶囊。

（2）18 岁以下儿童以及 ≥ 65 岁老年人使用伊布替尼胶囊，请遵循专业医生的建议。

药师特别提醒

①育龄期妇女在服用伊布替尼胶囊治疗期间以及终止治疗后 1 个月内要避免怀孕。如果您正在通过服用避孕药避孕，建议您还应该同时再采取另一种措施以有效避孕。

②男性在服用伊布替尼胶囊期间以及治疗结束后 3 个月内应避免生育。

③处于育龄期、生育期的女性或男性是否合适备孕，请咨询您的主治医生以及生殖专科医生。

❓ 哪些人不适合服用？

（1）如果医生诊断您属于中度或重度肝功能损伤（Child-Pugh B 级或 C 级），不建议您服用伊布替尼胶囊进行治疗。

（2）对伊布替尼药物本身或药物辅料成分有超敏反应的患者禁用。

 药师特别提醒

①药物的辅料包含：微晶纤维素、交联短甲纤维素钠、十二烷基硫酸钠、硬脂酸镁、明胶空心胶囊。

②如果您不清楚自己是否对以上这些成分过敏，首次服用时请小心谨慎，出现皮肤瘙痒、咽喉不适或者腹泻等症状，请及时与主治医生联系。

❓ 哪些药或食物不能和它一起吃？

（1）伊布替尼胶囊服用后，经肝脏代谢，应避免与肝脏药物代谢酶的中效、强效抑制剂及强效诱导剂联合使用，以防止可能发生的不良的药物相互作用。

若您正在同时使用以下这些药物中的任何一种，请务必告诉您的主治医生；或者就诊时，您可以把药品带给医生或药师进行安全性评估。

◎ 强效抑制剂：克林霉素、酮康唑、伊曲康唑、伏立康唑、泊沙康唑、西柚（葡萄柚）或西柚（葡萄柚）汁、塞维利亚橘子 /

橙子（苦橙／酸橙）或塞维利亚橘子／橙子（苦橙／酸橙）汁等。

◎ 中效抑制剂：红霉素、氟康唑等。

◎ 强效诱导剂：利福平、苯妥英钠、卡马西平等。

（2）服用伊布替尼胶囊可能会增加严重感染的风险或降低疫苗的效果，接种任何疫苗前请咨询您的主治医生。

 药师特别提醒

①服药期间，应避免食用西柚（葡萄柚）或西柚（葡萄柚）汁、塞维利亚橘子／橙子（苦橙／酸橙）或塞维利亚橘子／橙子（苦橙／酸橙）汁，这些水果、果汁会影响伊布替尼的治疗效果。

②如果您还在长期服用其他一些药物（包括中草药或者其他保健品），建议您就诊时告知主治医生或咨询专业药师。

🔵 **其他需要注意的问题**

（1）伊布替尼胶囊应密闭存放在30℃以下、原包装里。

（2）药品应该放置在干燥的环境中，不要放在盥洗室或者浴室里。

（3）如果不慎发生过量服用，请尽快与您的主治医生联系，并说明相关情况。

肿瘤药师话药物

伊马替尼片

文 / 潘莹

Q 哪些患者适合使用它?

伊马替尼在中国主要用于慢性髓细胞性白血病、恶性胃肠道间质瘤、急性淋巴细胞白血病、嗜酸性粒细胞增多症（HES）和（或）慢性嗜酸粒细胞白血病（CEL）以及恶性黑色素瘤的治疗，用药前需经过专业医生的评估与建议。

Q 用药前有哪些健康相关情况需要告知医生?

（1）是否怀孕或计划怀孕。伊马替尼可能会伤害胎儿，如果在接受伊马替尼治疗期间怀孕，应立即告知医生。

（2）是否母乳喂养或计划母乳喂养。

（3）告知医生或药师您服用的所有药物，包括处方药和非处方药、维生素、中草药以及保健品。

Q 如何服用?

（1）成人按医嘱每日 1 次或分 2 次（较高剂量）服药，连续每日服用；儿童和青少年每日 1 次或分 2 次服药，连续每日服用。伊马替尼需用一大杯水一起服用。

（2）请于每天同一时间进餐时服用药物。

（3）如果忘记服药，无须补服，在下一次既定服药时间服用药物即可。不得一次服用 2 剂药物以弥补（前一次）漏服的剂量。

（4）药物应整粒吞服，对于吞咽困难的患者可以将药片分散于不含气体的水或苹果汁中（100mg 药片约用 50ml，400mg 约用 200ml）。应搅拌混合液，一旦药片崩解完全，应立即使用。

（5）其他特殊服药问题建议前往用药咨询门诊咨询专业药师。

❓ 服药后可能会有哪些不舒服？

骨髓抑制、消化道异常、水肿、皮疹、肌痉挛、肌肉骨骼痛是服用伊马替尼期间最常见的不良反应，主要的表现如下。

1. 骨髓抑制

用药期间常见中性粒细胞减少、血小板减少与贫血。其中，中心粒细胞减少最常见，发生率为 14%，通常发生在服药开始 6 周内，一般可逆，在大部分患者中不会造成剂量中断与减少。服药期间应注意定期监测血细胞计数。

2. 消化道异常

恶心呕吐最为常见，发生率约为 49%，可能与伊马替尼对胃肠道的局部刺激有关，空腹更常见；其他常见的消化道异常还有：腹泻（25%）、消化不良（13%）与腹痛（14%，胃肠间质瘤患者更常见）。

 药师特别提醒

恶心呕吐可以通过以下这些方法避免。

①与一天当中进食最多的一餐同服。

②将剂量折分成两半，分别与两餐同服。

3. 水肿

服药期间 > 50% 的患者会出现水肿。其中，眼眶周围的水肿最常见，下肢水肿不太常见，通常不需要治疗；部分少见水肿（胸腔积液、肺水肿）需要立即就医。

4. 皮疹

发生率约为 26%，大部分比较轻微，不需要处理，停药后可好转。伊马替尼具有光敏性，服药期间应注意防晒。

5.肌痉挛

发生率约为 40%，通常发生在夜间，影响手、足、小腿和大腿，程度为轻至中度。下肢肌痉挛一般有痛感，寒冷和活动均可以使痉挛发作更频繁。

6.肌肉骨骼痛

发生率约为 14%，多见于慢性髓细胞性白血病服药患者，肌肉骨骼痛通常发生在治疗的第 1 个月内，股骨、胫骨、髋骨和膝盖骨是最常受影响的部位。

 药师特别提醒

针对肌痉挛与肌肉骨骼痛，可以通过这些方法避免。

①多食牛奶、骨头汤及豆腐等富含钙质的食物。

②使用保暖袜。

③将剂量拆分成两半，分别与两餐同服。

Q 服药期间有哪些注意事项？

（1）服药期间应注意按医嘱定期监测体重、血常规、生化常规等项目，儿童患者还应密切监测发育情况。

（2）服药期间如果出现以下情况，请立即联系您的医生并前往急诊。

　　◎ 发热（≥ 38℃）或伴寒战（可能是感染的迹象）。

　　◎ 突发呼吸急促，呼吸困难。

　　◎ 鼻子、嘴、阴道、直肠的大量出血在 15 分钟内不会停止。

（3）以下症状需要就医，但不是紧急情况。注意到以下任何情况，请在 24 小时内与主诊医生联系。

　　◎ 恶心（干扰进食能力且未按规定药物治疗）。

　　◎ 呕吐（24 小时内呕吐超过 4~5 次）。

　　◎ 腹泻（24 小时内呕吐 4~6 次）。

　　◎ 异常出血或瘀伤。

　　◎ 黑色或柏油状粪便，或便血。

◎ 尿中有血。

◎ 极度疲劳（无法进行自我保健活动）。

◎ 一只腿或手臂而非另一只腿或手臂肿胀，发红和（或）疼痛。

◎ 皮肤或眼睛发黄。

◎ 脚或脚踝肿胀。

◎ 体重突然增加。

◎ 监测项目异常。

◎ 其他任何不适。

Ⓠ 特殊人群能否服用？

（1）孕妇与哺乳期妇女应避免服用伊马替尼。

（2）育龄妇女与男性在服用伊马替尼治疗期间及治疗后，应确保有效避孕。

（3）伊马替尼在 3 岁以下儿童中的使用缺乏相关数据，请遵循专业医生的建议。

（4）≥ 65 岁老年人的使用请遵循专业医生的建议。

Ⓠ 哪些人不适合服用？

对伊马替尼药物本身或药物辅料成分有超敏反应的患者禁用伊马替尼。

 药师特别提醒

①如果您不清楚自己是否对伊马替尼药物本身或药物辅料成分过敏，首次服用时请小心谨慎，如服药后（特别是服药后 1 小时内）出现风团样皮疹、瘙痒、咽喉不适或腹泻等现象，请及时与主诊医生联系。

②可将剂量拆分成两半，分别与两餐同服。

Ⓠ 哪些药或食物不能和它一起吃？

（1）伊马替尼主要经肝脏代谢清除，一些肝药酶强抑制剂〔如：克林霉素、西柚（葡萄柚）或西柚（葡萄柚）汁、塞维利亚橘子 / 橙子（苦橙 /

酸橙）或塞维利亚橘子 / 橙子（苦橙 / 酸橙）汁、伊曲康唑等］或强诱导剂
（如：利福平、苯妥英钠、卡马西平等）可能与伊马替尼发生药物相互作
用；与已知具有较窄治疗指数的肝药酶底物（例如：华法林、香豆素类衍
生物、环孢素或匹莫齐特）联合用药时应谨慎。

（2）伊马替尼与对乙酰氨基酚会发生严重药物相互作用，用药前请务
必告知医生您是否正在 / 长期服用对乙酰氨基酚，服用伊马替尼期间，应
尽量避免服用对乙酰氨基酚。

（3）服药期间，未经医生许可，请勿接受任何形式的免疫接种。

（4）长期服用其他药物的患者，建议前往用药咨询门诊咨询专业药师。

其他需要注意的问题

（1）伊马替尼＜ 30℃保存。

（2）请将药物置于儿童接触不到的地方。

肿瘤药师话药物

伊沙佐米胶囊

文 / 刘澍

 哪些患者适合使用它?

伊沙佐米胶囊在主要用于已接受过至少一种既往治疗的多发性骨髓瘤成人患者。

药师特别提醒

用药前一定要到正规医院经过专业医生的评估,切勿自行购药服用!

 如何服用?

伊沙佐米与来那度胺、地塞米松联用治疗多发性骨髓瘤成人患者。伊沙佐米在 28 天治疗周期的第 1、8、15 天,每周 1 次,每次口服给药 4mg。

药师特别提醒

①请于每个治疗周期第 1、8、15 天大致相同的时间服药,在进餐前至少 1 小时或进餐后至少 2 小时服用本品,除非主治医生另外有嘱咐。

②用温开水送服整粒胶囊;不要弄破、压碎或咀嚼胶囊,也不要将胶囊打开、取出里面的粉末或颗粒服用。

③如果延误或漏服 1 剂本品,只有当距离下次计划给药时间 ≥ 72 小时,方可补服漏服剂量;距离下次计划给药 72 小时内不得补服漏服剂量。不得服用 2 倍剂量以弥补漏服的剂量。

Q 服药后可能会有哪些不舒服？

（1）服用本品最常发生的不良反应包括：腹泻、便秘、血小板减少、周围神经病变、恶心、外周水肿、呕吐和背痛等。中国的临床试验报道，中性粒细胞减少、上呼吸道感染、白细胞减少、带状疱疹、低钾血症等也可能会发生。

（2）因为伊沙佐米一般是同来那度胺、地塞米松联合使用，发生不良反应时应该及时就医，请医生判断是哪个药物导致的不良反应，并进行相应处理。

 药师特别提醒

> 接受本品治疗时，有发生腹泻、便秘、恶心和呕吐的可能，如果服用伊沙佐米胶囊后出现呕吐，同一天内不要再次服药。

Q 服药期间有哪些注意事项？

（1）服药期间应按医嘱定期监测血压、血常规和生化常规等项目；在开始一个新的治疗周期前，中性粒细胞绝对计数应 $\geq 1000/mm^3$，血小板计数应 $\geq 75000/mm^3$。

（2）本品治疗期间有发生血小板减少的可能，一般在每个 28 天治疗周期的第 14~21 天期间血小板减少至最低值，到下一个周期开始时逐渐恢复，因此对血小板计数的监测至少每月 1 次。在前 3 个周期中，根据来那度胺药品说明书，应考虑增加监测频率。

（3）说明书推荐：肝功能正常患者的伊沙佐米剂量为 4mg；中度肝损害患者的使用剂量为 2.3mg；重度肝损害患者的使用剂量为 1.5mg。因此，当生化常规等检查指标发生变化时，应及时就医，在医生的指导下调整伊沙佐米剂量。

（4）说明书推荐：重度肾损害或需要透析的患者的伊沙佐米使用剂量为 3mg。因此，当生化常规等检查指标发生变化时，应及时就医，在医生的指导下调整伊沙佐米剂量。

（5）服用伊沙佐米胶囊可能会出现疲乏、头晕，应谨慎驾驶或操作机器。

特殊人群能否服用？

（1）孕妇与哺乳期妇女应避免服用伊沙佐米胶囊。

（2）尚未确定年龄小于 18 岁的儿童患者使用本品的安全性和疗效，尚无数据支持。对于年龄大于 65 岁的患者，无须调整本品的剂量。年龄大于 75 岁的患者请遵循专业医生建议。

 药师特别提醒

①有生育能力的女性在服用伊沙佐米期间及停止治疗后 90 天之内必须采用高效的避孕措施。

②由于本品与来那度胺、地塞米松联合给药，关于生育能力、妊娠和哺乳方面的其他信息，请参考来那度胺和地塞米松的药品说明书。

③当本品与地塞米松（已知是 CYP3A4、其他酶和转运蛋白的一种弱效至中效诱导剂）联合给药时，需考虑口服避孕药疗效降低的风险。因此，使用口服激素避孕药物的女性还需采用屏障避孕。

④女性患者在妊娠期不推荐使用本品，因其可能会给胎儿造成伤害。同时，本品与来那度胺联合给药，来那度胺在结构上与沙利度胺具有相关性，而沙利度胺是一种人类致畸性活性物质，会造成严重危及生命的出生缺陷。

哪些人不适合服用？

（1）对伊沙佐米药物本身或药物辅料成分有超敏反应的患者禁用。

（2）由于本品与来那度胺、地塞米松联合给药，关于不适合用药的人群，还应该参考来那度胺和地塞米松的药品说明书。

哪些药或食物不能和它一起吃？

（1）强效诱导剂会降低伊沙佐米的疗效，因此应该避免与 CYP3A 强效诱导剂联合给药，如：卡马西平、苯妥英、利福平和圣约翰草（金丝桃）。如果必须与CYP3A强效诱导剂联合给药，需密切监测患者的疾病控制情况。

（2）如果有其他需要长期共同服用的药物，请您咨询您的主治医生或药师。

 药师特别提醒

如果您还在长期服用其他一些药物（包括中草药或者其他保健品），建议您就诊时告知主治医生或者前往用药咨询门诊咨询专业药师。

其他需要注意的问题

（1）请勿冷冻，在2~30℃保存。为了防止受潮，请置于原包装中保存。

（2）药品应该放置在干燥的环境中，不要放在盥洗室或者浴室里。

（3）如发生药物过量，尚无已知的用于伊沙佐米过量的特效解毒剂，应立即就医，积极配合医师的治疗。

依维莫司片

文 / 李晓燕

⊙ 依维莫司是什么?

依维莫司为 mTOR 的选择性抑制剂。mTOR 信号通路的抑制可导致转录调节因子 S6 核糖体蛋白肌酶（S6K1）和真核生物延伸因子 4E- 结合蛋白（4E-BP）的活性降低，从而干扰细胞周期、血管新生、糖酵解等相关蛋白的翻译和合成。

⊙ 哪些患者适合使用它?

（1）既往接受舒尼替尼或索拉非尼治疗失败的晚期肾细胞癌成人患者。

（2）不可切除的、局部晚期或转移性的、分化良好的（中度分化或高度分化）进展期胰腺神经内分泌瘤成人患者。

（3）无法手术切除的、局部晚期或转移性的、分化良好的、进展期非功能性胃肠道或肺源神经内分泌肿瘤（NET）成人患者。

（4）需要治疗干预但不适于手术切除的结节性硬化症（TSC）相关的室管膜下巨细胞星形细胞瘤（SEGA）成人和儿童患者。本品的有效性主要通过可持续的客观缓解（即 SEGA 肿瘤体积的缩小）来证明。尚未证明结节性硬化症相关的室管膜下巨细胞星形细胞瘤的患者能否获得疾病相关症状改善和总生存期延长。

（5）用于治疗不需立即手术治疗的结节性硬化症相关的肾血管平滑肌脂肪瘤（TSC-AML）成人患者。

（6）另有该药用于乳腺癌等实体瘤方面的临床研究报道，患者若需超适应证用药，用药前需经过专业医生的评估与建议，请勿自行决策。

如何服用？

1. 剂型

片剂。

2. 用法用量

（1）TSC 相关的 SEGA　推荐剂量为 $4.5mg/m^2$，每日 1 次。

（2）晚期肾细胞癌、晚期神经内分泌瘤和结节性硬化症相关的肾血管平滑肌脂肪瘤　推荐剂量为：每次片剂 10mg，每日 1 次，随餐或不随餐均可。

 药师特别提醒

药品应整片用水送服，不得咀嚼、压碎。对无法吞咽片剂的患者，可溶解后服用：将本品片剂放入一杯水中（约 30ml），轻轻搅拌至完全溶解（大约需要 7 分钟）后立即服用，用相同容量的水清洗水杯，并将清洗液全部服用，以确保服用了完整剂量。

3. 漏服

正常服用时间后 6 小时内均可补服遗漏剂量；超过 6 小时后不用补服，次日按正常时间服用本品。不可将剂量翻倍以弥补遗漏剂量。

4. 治疗药物监测

对所有患者都应常规监测依维莫司的全血谷浓度。

（1）目标谷浓度　5~15ng/ml。超出该范围，按 2.5mg 的幅度增加或减少日剂量。

（2）监测时机　治疗开始后、剂量改变后、开始或调整同时给药的 CYP3A4 和（或）P-gp 诱导剂或抑制剂后、肝功能改变后的大约 1~2 周。

（3）监测频率　达到稳定剂量后，在治疗期间，对于体表面积改变的患者，应每 3~6 个月监测一次谷浓度；对于体表面积稳定的患者，应每 6~12 个月监测一次谷浓度。

Q 服药后可能会有哪些不舒服?

最常见的 3~4 级药物不良反应（发生率 ≥ 1/100 且 < 1/10，并且研究者怀疑事件与研究治疗相关）为：口腔炎、贫血、高血糖、疲劳、感染、非感染性肺炎、腹泻、虚弱、血小板减少、中性粒细胞减少、呼吸困难、淋巴细胞减少、蛋白尿、出血、低磷血症、皮疹、高血压、谷草转氨酶（AST）升高、谷丙转氨酶（ALT）升高、感染性肺炎和糖尿病等。

有上述症状或检查异常的患者，请及时向主治医师或药师咨询，情况严重者，尽快就近就医。

Q 特殊人群能否服用?

1. 老年人

研究显示，≥ 65 岁的老年患者发生导致终止本品治疗的药物不良反应的概率更高（20% vs 13%）。

2. 儿科患者（18 岁以下）

依维莫司用于儿科癌症患者的安全性和有效性尚未建立。但对于无须立即手术的 TSC 相关的 SEGA 儿科患者，建议使用依维莫司。

3. 肾功能损害

在肾功能降低患者中没有进行本品临床研究。

预期肾功能受损不会影响药物暴露，在肾功能受损患者中不推荐调整依维莫司剂量。有晚期癌症患者群体药代动力学分析中，肌酐清除率为 25~178ml/min 没有显著影响依维莫司表观清除率。

4. 肝功能损害

肝功能受损会增加依维莫司暴露量。

（1）轻度肝功能损害（Child-Pugh A 级） 每日 7.5mg，若不能耐受，可降至每日 5mg。

（2）中度肝功能损害（Child-Pugh B 级） 每日 5mg，若不能耐受，可降至每日 2.5mg。

（3）重度肝功能损害（Child-Pugh C 级） 若预期获益高于风险，可采用每日 2.5mg，不得超过该剂量。

Q 哪些药不能和它一起吃？

1. 血管紧张素转化酶（ACE）抑制剂

本品与 ACE 抑制剂同时使用，可能使发生血管性水肿（如气道或舌肿胀，伴或不伴呼吸道损害）的风险增高。有合并使用该类药物，用药前请告知医师。

2. CYP3A4 和（或）P- 糖蛋白（P-gp）抑制剂

（1）不应合并使用强效 CYP3A 抑制剂（如：酮康唑、伊曲康唑、克拉霉素、阿扎那韦、奈法唑酮、沙奎那韦、泰利霉素、利托那韦、茚地那韦、奈非那韦、伏立康唑）。

（2）与 CYP3A4 和（或）P-gp 中效抑制剂（如：氨普那韦、呋山那韦、阿瑞匹坦、红霉素、氟康唑、维拉帕米、地尔硫卓、环孢素）合并用药时应谨慎。

 药师特别提醒

如患者需要合并使用中效 CYP3A4 和（或）P-gp 抑制剂，可将本品剂量降至每日 2.5mg。预期减量后的本品剂量可以使药时曲线下面积（AUC）调整到不用抑制剂时的 AUC 范围内。可以根据患者的耐受性考虑将本品剂量从 2.5mg 增至 5mg。

如果停用中效抑制剂，在本品剂量增加前，应该允许有约 2~3 天的洗脱期。如果停用中效抑制剂，本品剂量应该恢复到使用中效 CYP3A4 和（或）P-gp 抑制剂之前的剂量水平。

如需合并使用上述药物，用药前请经过专业医生的评估与建议。

3. CYP3A 诱导剂

应避免合并使用强效 CYP3A4 诱导剂，如：苯妥英、卡马西平、利福平、利福布汀、利福喷汀和苯巴比妥、圣约翰草（金丝桃）。

药师特别提醒

> 如患者需要合并使用强效 CYP3A4 诱导剂，应考虑将本品以 5mg 剂量递增，从 10mg 每日 1 次增至 20mg 每日 1 次。根据药代动力学数据，预期增量后的本品剂量可以使 AUC 调整到未用诱导剂时的 AUC 范围内。然而，尚没有在使用强效 CYP3A4 诱导剂患者中调整给药剂量的临床数据。
>
> 如果停止服用强效诱导剂，本品剂量应恢复至服用强效 CYP3A4 诱导剂之前的剂量。
>
> 如需合并使用上述药物，用药前请经过专业医生的评估与建议。

Q 居家用药需要关注什么?

1. 生育力

动物研究显示，依维莫司有生殖毒性，包括胚胎毒性和胎儿毒性，因此妊娠期妇女不得使用依维莫司。依维莫司对女性和男性的生育力可能都有影响。

2. 避孕

（1）女性　用药期间及末次用药后 8 周内应避孕。

（2）男性　用药期间应避孕。

3. 哺乳

目前尚未研究依维莫司是否分泌至人乳汁。建议依维莫司用药期间及末次给药后 2 周内停止哺乳。

4. 疫苗接种

服用该药期间应避免接种活疫苗，避免与接种过活疫苗的人密切接触。活疫苗包括：鼻内流感、麻疹、腮腺炎、风疹、口服脊髓灰质炎、卡介苗、黄热病、水痘和 TY21a 伤寒疫苗等。

5. 伤口愈合

该药可使伤口愈合延迟，拟行手术或有伤口的患者，用药前需告知医生该情况。

6. 饮食

服药期间，应避免食用会抑制细胞色素 P450 和 P-gp 活性的西柚（葡萄柚）或西柚（葡萄柚）汁、塞维利亚橘子 / 橙子（苦橙 / 酸橙）或塞维利亚橘子 / 橙子（苦橙 / 酸橙）汁和其他食物。

7. 驾驶

该药服用期间可能出现虚弱、疲乏、头痛，有这些症状的患者应谨慎驾驶或操作机器。

第三章

缓解不良反应
有妙招

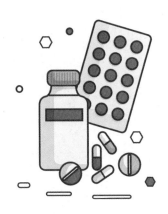

关于"升白针"，你该知道的

文 / 许依宁

化疗是抗肿瘤治疗不可缺少的重要手段。白细胞减少是化疗最常见的副作用之一，患者常常需要注射"升白针"用于预防或缓解化疗引起的白细胞减少。有些患者为了方便，将"升白针"带回当地医院注射，这样就需要自行保管取回去的"升白针"。在门诊，常常有很多病人对"升白针"的用途、用法、携带及储存等等有各种疑惑。在此，小药师和大家再次科普一下有关"升白针"的小知识！

为什么要注射"升白针"？

"升白针"是重组人粒细胞刺激因子（G–CSF）的俗称。当癌症患者使用化疗药物治疗引起白细胞减少时，"升白针"有助于减轻白细胞减少的程度，缩短白细胞缺乏症持续的时间，加速白细胞恢复，从而降低合并感染发热的风险。

取回家的"升白针"如何贮藏？

一般来说，重组人粒细胞刺激因子的贮存方式是：2~8℃冷藏避光保存。大部分品种如吉粒芬®、津优力®、百特喜®、瑞白®、特尔津®、惠尔血®等存放于冰箱冷藏室内（通俗地说是放鸡蛋和蔬菜那一层）即可。

格拉诺赛特®相对特殊，在室温（不高于25℃）、阴凉条件下贮存即可。

Q 存放于冰箱的"升白针"可以在外界环境中放多久?

研究表明,随着温度的升高,药物的各种成分的化学反应速度也相应提高,高温和强光更容易使需存放于冰箱的药品变质。据我们的经验,在高温的季节里,冰箱的药品离开冷环境的时间不宜超过 1 小时。故建议患者尽快将其放回冰箱或在取出后短时间内使用,也可带冷藏的器具(例如小冰袋箱)来取药。

Q 化疗后能否立即注射"升白针"?

用药时,需注意"升白针"与化疗的时间间隔。应避免在化疗同时或化疗后立即给予"升白针",建议在化疗药物给药结束后 24~48 小时开始使用。同时,注射"升白针"后也需隔 24~48 小时再进行化疗,这是为了避免细胞毒药物杀伤正处于增殖期的造血细胞,进而影响骨髓造血功能,使患者的化疗耐受性下降。

Q 化疗后是否都需要注射"升白针"?

癌症患者化疗后出现粒细胞减少,当中性粒细胞低于 $0.5 \times 10^9/L$ 时,患者感染发生率明显增高。化疗后白细胞减少乃至粒细胞缺乏时,如果患者不发热,不常规推荐"升白针";若出现发热,则要考虑患者当时的病情及出现并发症的风险,从而判断是否需要使用"升白针"。对于高危的、化疗后易出现症状的患者,可综合化疗方案、身体状况和并发症等,预防性应用"升白针"。如在化疗后 24~48 小时且白细胞还没降下来时给予"升白针",可保证治疗的强度和降低感染风险。另外有些患者化疗后白细胞恢复速度缓慢,为了不影响下一个化疗疗程,也可以考虑在后续的化疗后预防使用"升白针"。

参考文献

[1]吕良忠,宋黎胜."冰箱药"离开冷环境别超 1 小时[N].健康报,2009-08-12(005):1.

[2]刘海生."升白针"到底该咋用[J].江苏卫生保健,2017(12):17.

防癌抗癌药知道

化疗引起恶心呕吐，你真的了解吗

文 / 殷淑文

患者在西药房窗口取药的时候，我们时常会听到他们抱怨："做完化疗经常会恶心呕吐，好难受啊！"

恶心、呕吐是化疗过程中常见的副作用，也最容易让患者担忧和产生不愉快的感受。下面，我们就向大家介绍一下化疗引起恶心呕吐的相关知识。

Q 化疗引起的恶心呕吐是如何产生的？

恶心呕吐是一种复杂的人体病理生理过程，与呕吐中枢受到刺激而兴奋后引起呕吐反射有关。科学家研究发现，许多物质（包括药物）可以通过直接或间接方式刺激化学感受区，引起呕吐中枢兴奋，触发呕吐反射，使人体出现恶心呕吐的症状。

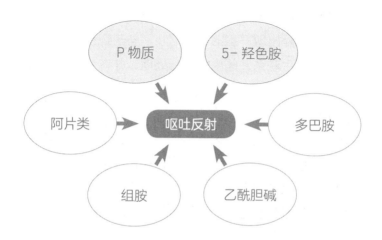

那么，为什么化疗药物会引起患者的恶心呕吐呢？首先，化疗药物会损伤人体胃肠道黏膜的上皮细胞，导致胃肠道黏膜释放化学物质（主要是5-羟色胺和P物质），释放出的化学物质会诱发神经冲动到人体大脑内的化学感受区和呕吐中枢，引起恶心呕吐；另外，血液中的药物还能够直接刺激人体大脑化学感受区，引起呕吐中枢的兴奋而产生呕吐。

◎ 恶心呕吐有什么危害？

频繁的恶心、呕吐可导致人体抵抗力减弱，出现脱水、电解质紊乱、食欲缺乏、营养不良。个别情况下，剧烈呕吐还可引起胃贲门部黏膜撕裂出血。此外，长时间的剧烈呕吐还极大地消耗患者的体力，使患者对化疗产生恐惧心理甚至抵触治疗。

◑ 化疗引起恶心呕吐的分类

化疗药物引起的恶心呕吐通常分成3种类型。

1. 急性恶心呕吐

指在给予化疗药物后24小时内发生的恶心、呕吐，多发生于用药后1~2小时。通常这类恶心、呕吐的程度最为严重，因此医生会针对这类恶心呕吐采取药物预防。

2. 迟发性恶心呕吐

指在给予化疗药物后24小时至第5~7天所发生的恶心、呕吐；其严重程度较急性恶心呕吐轻，但持续时间较长，影响化疗后的营养补充和身体恢复。如果回家后还是出现严重的恶心呕吐，与药物引起的迟发性呕吐有关，请一定与主治医生联系，医生会进行处理，并在下一程化疗前进一步加强预防措施。

3. 预期性恶心呕吐

常见于既往化疗期间恶心、呕吐症状控制不良的患者，其特点是恶心、呕吐常发生于化疗前或化疗给药的同时，为条件反射所致，主要受病人的心理作用影响，年轻女性易发生，是临床上最难控制的一种。所以在每次化疗前，医生会做足预防措施，使绝大部分患者避免进入这种状态。

Q 化疗后一定会出现恶心呕吐吗？

恶心呕吐的产生机制非常复杂，目前很难精准地判断一个人化疗后是否出现恶心呕吐以及症状的严重程度。但是，医生们根据长期的临床实践，总结出容易发生化疗相关恶心呕吐的影响因素，主要有两个。

1. 患者自身因素

下面是化疗后容易出现恶心呕吐的人群特点。

（1）年轻（小于50岁）。

（2）女性。

（3）既往化疗时出现过恶心呕吐。

（4）焦虑、疲乏，有晕车（船）史。

（5）低酒精摄入（饮酒较少）。

2. 化疗药物因素

并不是所有化疗药物都容易引起恶心呕吐，这与化疗药物的种类和用药剂量有关。人们根据致吐能力的不同，将化疗药物由强到弱分成四种类型。一般来说，低致吐级别和微弱致吐级别的药物引起的反应都比较轻微，快来看看吧。

（1）高致吐级别

　　◎ 致吐能力☆☆☆☆。

　　◎ 呕吐发生率＞90%。

　　◎ 顺铂、卡莫司汀、氮芥、达卡巴嗪、环磷酰胺（大剂量）、卡铂（大剂量）、多柔比星（大剂量）、表柔比星（大剂量）等。

（2）中致吐级别

　　◎ 致吐能力☆☆☆。

　　◎ 呕吐发生率30%~90%。

　　◎ 三氧化二砷、阿扎胞苷、阿糖胞苷（大剂量）、放线菌素D、氟达拉滨、奥沙利铂、卡铂、洛铂、奈达铂、伊立替康、甲氨蝶呤（大剂量）、替莫唑胺等。

（3）低致吐级别

◎ 致吐能力 ☆☆。

◎ 呕吐发生率 10%~30%。

◎ 多西他赛、依托泊苷（注射）、艾立布林、阿糖胞苷（小剂量）、5-氟尿嘧啶、氟脲苷、吉西他滨、甲氨蝶呤（小剂量）、丝裂霉素、米托蒽醌、紫杉醇（普通型或白蛋白结合型）、培美曲塞、雷替曲塞、托泊替康等。

（4）微弱致吐级别

◎ 致吐能力 ☆。

◎ 呕吐发生率 < 10%。

◎ 门冬酰胺酶、博来霉素、长春新碱、长春瑞滨、长春地辛等。

❓ 化疗期间，我该怎么做？

对于广大患者来说，应充分了解化疗引起恶心呕吐的特点，避免心理恐慌，积极配合医生的治疗，同时做好自身的日常照顾，下面是化疗期间的几条建议。

（1）配合医生合理使用止吐药。

（2）患者进行化疗前要放松心情，坚定信心迎接治疗。

（3）肿瘤治疗前要了解饮食量的多少，一些人在治疗前少量进食会感觉好点，而另一些人不进饮食反而感觉更好。

（4）化疗前及化疗期间，宜合理搭配饮食，少食多餐，每日 5~6 次，每次六七成饱的饭量即可，在一天中最不易恶心的时间多进食（多在清晨）。

（5）治疗后 1 小时再进食，放慢饮食速度。以清淡、易消化、高营养、高维生素的食物为主，温热适中，忌酒，勿食甜、腻、辣、油炸、过冷、过热或重口味食品。

（6）喝足够的水，以防脱水，避免过量快速饮水。但在进食前和进食后，尽量少饮水。

（7）餐后勿立即躺下，以免食物返流而引起恶心。

（8）发生呕吐时应侧卧，以免误吸。如呕吐剧烈，停止吃所有的食物直到呕吐停止，应注意观察有无口干、心慌和尿量减少等脱水症状，并及时告诉医生以增加补液和电解质。

（9）恶心时，可口含薄荷糖、生姜，喝柠檬茶或进食偏酸的水果等。

（10）对腹部进行适当的按摩、抚摸，温水袋热敷。

（11）保持房间通风良好，温度、湿度适宜。穿宽松的衣服，避免紧绷感。避免与其他恶心呕吐者同处一室。

（12）注意口腔卫生，呕吐时用淡盐水漱口，饭前饭后漱口，以帮助清洁、滋润口腔。

（13）对于有预期性呕吐的病人，可以用音乐放松和诱导联想疗法，有时还可借助针灸。

（14）化疗后别急于进补，化疗后 7 天左右仍有恶心感，食欲欠佳，因此在化疗 2 周后开始进补效果更佳，且更利于消化和吸收。

参考文献

［1］于世英，印季良，秦叔逵，等 . 肿瘤治疗相关呕吐防治指南（2014 版）［J］. 临床肿瘤学杂志，2014，3：263.

［2］Hesketh PJ, Van Belle S, Aapro M, et al. Differential involvement of neurotransmitters through the time course of cisplatin-induced emesis as revealed by therapy with specific receptor antagonists［J］. Eur J Cancer, 2003, 39（8）: 1074-1080.

［3］Navari RM. Antiemetic control: toward a new standard of care for emetogenic chemotherapy［J］. Expert Opin Pharmacother, 2009, 10（4）: 629-644.

［4］王奇璐，余子豪 . 肿瘤化疗、放疗 268 个怎么办［M］. 北京：中国协和医科大学出版社，2014：29-30.

［5］缪景霞，蔡姣芝，等 . 肿瘤内科护理健康教育［M］. 北京：科学出版社，2018：31-32.

［6］李秋萍，林毅 . 肿瘤全程关护［M］. 北京：科学出版社，2016：194-197.

止吐药阿瑞匹坦的正确打开方式

文 / 殷淑文

> 在门诊药房，患者会咨询：阿瑞匹坦的止吐效果很好，我平时是不是应该多买一些放在家里，恶心呕吐的时候就吃一粒呢？
>
> 那么，在任何恶心呕吐的时候都可以服用阿瑞匹坦吗？如何服用才会真正的有效果呢？下面，小药师就为您答疑解惑。

阿瑞匹坦何许药也？

新型止吐药阿瑞匹坦于 2003 年先后获得美国和欧盟的上市许可，目前已在超过 75 个国家获得批准。它属于神经激肽 –1（neuronkinin–1，NK–1）受体拮抗药，通过与 NK–1 受体结合，进而阻断 P 物质（substance P，SP）介导的恶心呕吐反应。它具有选择性高、亲和力强和半衰期长等优点，并对疼痛、焦虑、抑郁、偏头痛等有潜在的治疗作用，临床应用前景广泛。

5– 羟色胺 3（5–HT_3）受体拮抗剂和糖皮质激素对于化疗所致的恶心、呕吐有较好的控制，但是对于迟发性呕吐仍然疗效欠佳。而阿瑞匹坦的适应证是与 5–HT_3 受体拮抗剂及糖皮质激素联合给药，用于预防高度致吐性抗肿瘤化疗的初次和重复治疗过程中出现的急性和迟发性恶心、呕吐。

如何服用？

1. 一盒阿瑞匹坦胶囊有 2 种规格

药盒中，125mg 有 1 粒，80mg 有 2 粒。具体用法如下图。应整颗胶囊吞服，不建议咀嚼或打开胶囊。可以与食物或不与食物一起服用。

1 第1粒（125mg）
第1天在化疗前1小时口服

2 第2粒（80mg）
第2天早晨服用

3 第3粒（80mg）
第3天早晨服用

2. 吞咽困难的肿瘤患者可以制备口服溶液

从胶囊中倒出内容物，并在服用前撒上软食品（如：苹果酱、布丁）后立即服用；也可将内容物放入水中，然后立即鼻饲给药，用水冲洗管道以确保服用全部剂量。

3. 以下人群不需要调整剂量

（1）不同年龄、性别、种族及身体质量指数（BMI）的患者。

（2）重度肾功能不全的患者（肌酐清除率 < 30ml/min）和进行血液透析的终末期肾病患者。

（3）轻、中度肝功能不全（Child-Pugh 分级评分为 5~9 分）的患者。

注意：目前尚没有重度肝功能不全（Child-Pugh 分级评分 > 9 分）的患者使用本品的临床研究资料。

Q 阿瑞匹坦有什么副作用？

大多为轻中度，常见有微头痛、疲劳、食欲减退、虚弱、失眠、便秘、腹泻、肝酶异常等。

Q 服药期间需要注意什么？

阿瑞匹坦是肝脏药物代谢酶 CYP3A4 的底物、轻至中度（剂量依赖性）抑制剂和诱导剂，也是 CYP2C9 诱导剂。

（1）使用期间及服药后 28 天内，可能会降低口服避孕药的效果。因此，治疗期间及治疗后 1 个月内，可使用避孕套或者女性上宫内节育器等避孕方法。

（2）不得与匹莫齐特、特非那定、阿司咪唑或西沙必利联合使用，否则可能导致严重的或危及生命的反应。

（3）不得与甲苯磺丁脲和苯妥英钠联合使用，否则可导致这些药物的血药浓度降低。

（4）与华法林（warfarin）一起使用，可能会使出血的概率增加。因此，长期接受华法林治疗的患者应告知医生您正在服用华法林，并定期追踪凝血功能。

（5）强效 CYP3A4 抑制剂洛匹那韦 / 利托那韦可使阿瑞匹坦的血药浓度升高，导致发生阿瑞匹坦相关不良反应的风险增加。因此，使用阿瑞匹坦的艾滋病患者需谨慎使用洛匹那韦 / 利托那韦，并定期进行监测。

最后，如果大家对阿瑞匹坦的服用方法还有其他疑问的话，可以联系药师进行咨询。

参考文献

［1］李运，孙义，张析哲，等 . 神经激肽 –1 受体拮抗药阿瑞匹坦用于术后恶心呕吐的研究进展［J］. 中国医师杂志，2019，21（07）：1112–1115.

［2］余克富，霍记平，朱斌，等 . 首个 NK–1 受体拮抗剂——阿瑞匹坦的概况介绍［J］. 药品评价，2016，13（10）：21–22，52.

［3］Masha S H，Lam. Extemporaneouscompounding of oral liquid dosage formulations and alternative drug deliverymethods for anticancer drugs［J］. Pharmacotherapy，2011，31（2）：164–92.

［4］李梦琳，马乾，李学 . 防治化疗相关性恶心呕吐的研究进展［J］. 中日友好医院学报，2016，30（02）：103–105.

［5］白玉环，朱巍 . 阿瑞匹坦在止吐方面的应用进展［J］. 医学理论与实践，2017，30（18）：2687–2688，2691 .

［6］McCrea JB，Majumdar AK，GoldbergMR，et al. Effects of the neurokinin1 receptor antagonist aprepitant on thepharmacokinetics of dexamethasone and methylprednisolone［J］. Clin Pharmacol Ther，2003，74（1）：17–24.

［7］Shadle CR，Lee Y，Majumdar AK，et al. Evaluation of potential inductive effects of aprepitant oncytochrome P450 3A4 and 2C9 activity［J］. J Clin Pharmacol，2004，44（3）：215–223.

服用消化酶看过来

——这些问题不注意，用药无效且危险

文 / 陈志贤

先讲一个我们在工作时遇到的案例。

一名 45 岁的患者，放疗后出现严重食欲不振、消化不良，医生开具莫沙必利和复方消化酶胶囊。其中，复方消化酶胶囊的用法为：口服，每次 1 粒，每日 3 次，餐后服用。用药后患者反馈咽喉不适，且消化不良的症状未见改善。经药师仔细询问，患者服药时，错将胶囊内的 3 颗片剂分早中晚三次服用。纠正错误用法后，服药无不良反应。

在这个案例中，患者理解出现了明显偏差，将 1 粒复方消化酶胶囊理解成了 3 粒药，以致服用方法出现错误，导致药物不能发挥正常的药效，且出现了不良反应。可谓"失之毫厘，谬之千里"。

复方消化酶胶囊常用于治疗食欲缺乏、消化不良。许多肿瘤患者做完放疗后，常常出现食欲不振、消化不良，需要服用复方消化酶促进消化、改善胃肠蠕动。

但由于复方消化酶胶囊的外观比较独特，许多缺乏专业知识的患者常常搞不清楚到底该如何正确服用，甚至出现错误的用法。下面，我们就来谈一谈如何正确服用复方消化酶胶囊。

🔧 复方消化酶胶囊的成分

复方消化酶为复方制剂，每粒含胃蛋白酶 25mg、木瓜酶 50mg、淀粉

酶 15mg、熊去氧胆酸 25mg、纤维素酶 15mg、胰蛋白酶 2550 美国药典单位（USPU）、胰淀粉酶 2550USPU、胰脂肪酶 412USPU。辅料为：微晶纤维素、乳糖、硅胶、硬脂酸镁、低取代羟基丙基纤维素、羟丙基甲基纤维素 2910、聚氧乙烯 6000。

复方消化酶胶囊的适应证

复方消化酶胶囊是一种能够促进胃肠消化过程的助消化药。助消化药大多是消化液中的主要成分，可用于消化道分泌功能不足，促使消化液的分泌，还可增强消化酶的活力，调整胃肠道功能或制止肠道过度发酵，从而达到助消化的目的。

复方消化酶胶囊用于食欲缺乏、消化不良，包括腹部不适、嗳气、早饱、餐后腹胀、恶心、排气过多、脂肪便，也可用于胆囊炎和胆结石以及胆囊切除患者的消化不良。

主要成分的药理作用、机制

1. 胃蛋白酶

使蛋白质分解成胨和多肽。

2. 木瓜酶

水解动植物蛋白，提高蛋白质利用率。

3. 淀粉酶

使淀粉分解为易于吸收的糊精与麦芽糖。

4. 熊去氧胆酸

增加胆汁酸分泌，提高胰酶活性，促进脂肪乳化。

5. 纤维素酶

降解植物细胞壁，促进消化吸收，激活胃蛋白酶。

6. 胰脂肪酶、胰蛋白酶、胰淀粉酶

将脂肪分解为甘油和脂肪酸，将蛋白质分解为蛋白胨，将淀粉分解为糊精和糖，从而促进食物消化、驱除肠内气体、消除腹部胀满。

总的来说就是，消化酶可提升碳水化合物、蛋白质等物质的消化速度，使腔内食物更好地消化、吸收，促使产物被肠腔细菌分解，尤其是减少气体，能够有效地改善患者的消化能力，降低并发症的发生率。

 药师特别提醒

咽喉不适是使用复方消化酶常见的并发症，原因是：胃蛋白酶在胃酸作用下侵蚀咽喉黏膜。服药时选择温水送服则是因为适当的温度可以提高各种酶的活性，使药物发挥更好的效果。

🔵 复方消化酶胶囊剂型设计

复方消化酶胶囊具有独特的剂型设计，每粒胶囊内含 3 种成分不同、相互独立的膜衣片。换而言之，这 3 种柱形片构成了一粒药，而非 3 粒药！

复方消化酶设计成胶囊剂可减少药物对食道和胃黏膜的刺激性，从而保护消化器官和呼吸道，同时也保证了药物的药性不被破坏。故服用该药物时，一般情况下不能去掉胶囊壳。

复方消化酶的 3 种柱形片各有自己的作用部位和释放速度，可分别于胃底、胃窦及十二指肠 3 个不同部位（不同 pH 环境）中崩解释放并发挥作用，特别是有着绿色肠溶衣的药片可避免在胃液中被分解，而只在肠中吸收。复方消化酶针对胃肠腔内不同部位的消化特点进行消化酶补充，增强了对摄入的蛋白质、脂肪、碳水化合物和纤维素的消化及吸收。柱形片的包衣颜色鲜艳，更在一定程度上刺激了患者的食欲。

🔵 正确服用方法和注意事项

（1）口服，每次 1~2 粒，每日 3 次，餐后服用。若餐前服用，在空腹状态下可能存在胃肠道的溃疡风险，故建议餐后服用。

（2）若餐后服用出现"口内不适感"的不良反应，可改为餐中服用。有研究表明，患者于餐后服用该药物出现咽喉不适是胃蛋白酶在胃酸作用下侵蚀咽喉黏膜所致，改为餐中用药则引起咽喉不适的概率较低，且明显低于餐后用药。因此，建议患者在餐后服用该药物出现咽喉不适时，可改为餐中服用，使其在胃肠道充分作用于食物而减低其反流于咽喉的浓度，降低药品不良反应的发生率。

（3）服用该药物时，一般情况下不能去掉胶囊壳，否则可能会造成药物流失、药物浪费和药效降低。

（4）服用该药物时，不能嚼碎。嚼碎后，药物的保护膜会被破坏，功效也很快被破坏，而且嚼碎后药物的首过效应会变大，导致药物吸收减少、疗效降低。

（5）一般不要将复方消化酶胶囊的药片含在嘴里，否则不仅可能发生意外，还会降低药效。不过，对于实在吞食困难的患者，可以打开胶囊服用，但切忌嚼碎里面的药片。

（6）服用复方消化酶胶囊类的消化酶制剂时，用温凉的开水送服，以免药物内的酶遇热凝固变性，使药效减弱或丧失。

（7）对本品过敏者禁用。

🔷 药物相互作用

1. 不宜与抗酸药合用

复方消化酶胶囊含有多种助消化的酶，在碱性环境中酶活性降低，故不宜与抗酸药合用。

2. 铝制剂可能影响本品疗效

这类铝制剂指常用来保护胃黏膜或者抗酸的铝制剂，如：氢氧化铝、铝碳酸镁、硫糖铝等。这些制剂都能起到中和胃酸的作用，不利于复方消化酶药效的发挥，故不宜联用。

3. 与促胃肠动力药联用

与莫沙必利、多潘立酮等联合使用时疗效更好。胃肠运动障碍是导致功能性消化不良的主要因素之一，因此，促胃肠运动药一直被作为首选药物。但有研究表明，促胃肠运动药与复方消化酶联合应用治疗功能性消化不良的疗效优于单独使用促胃肠运动药，且不良反应轻微。

参考文献

［1］张刚院．消化酶制剂治疗消化不良的临床价值探讨［J］．智慧健康，2019，5（21）：147-148.

［2］项龙．复方消化酶在消化不良患者治疗中的应用［J］．名医，2019（04）：249.

［3］廖嫦玉，何小敏，任斌，等．复方消化酶胶囊不良反应及药师干预研究［J］．海峡药学，2014，26（08）：153-155.

［4］孙利霞，刘熠．多潘立酮联合复方消化酶治疗功能性消化不良临床研究［J］．临床医学研究与实践，2017，2（33）：42-43.

［5］刘平．多潘立酮结合复方消化酶胶囊对老年功能性消化不良患者胃动力的影响探究［J］．首都食品与医药，2019，26（23）：54-55.

［6］赵瑞敏，轩亚琼．复方消化酶联合莫沙必利治疗老年功能性消化不良的疗效［J］．实用中西医结合临床，2017，17（10）：22-23.

［7］王百川．复方消化酶与其他药物在功能性消化不良中的临床应用［J］．中国老年保健医学，2013，11（04）：68-69.

如何减少奥沙利铂引起的外周神经毒性不良反应

文 / 魏雪

奥沙利铂属于第三代铂类药物，是铂类药物中对癌细胞杀伤作用最强的，主要用于结肠癌、直肠癌、乳腺癌、胃癌、食管癌、胰腺癌等恶性肿瘤的化学治疗。

奥沙利铂在治疗过程中可能会引起不良反应，其中常见的有血液学毒性及胃肠道反应，例如：贫血、白细胞减少、血小板减少、恶心、腹泻、便秘、食欲不振等。除此之外，神经毒性是奥沙利铂非常常见的不良反应，发生率＞10%，主要表现为外周感觉神经毒性。

什么是外周神经毒性？它通常什么时候会出现？

外周神经毒性表现为肢体末端感觉障碍或（和）感觉异常，伴或不伴有痛性痉挛，通常遇冷会激发。根据发生的时间，分为急性外周神经毒性和慢性外周神经毒性。

奥沙利铂的急性外周神经毒性发生率为85%~90%，主要表现为四肢末端及口周感觉异常或迟钝；患者也可能会出现下颌痉挛、舌头感觉异常、构音困难、咽痛和胸部压迫感，多为轻度，多发生于输注开始数小时内或1~2天内，持续不超过14天。

奥沙利铂的慢性外周神经毒性，也称为蓄积性神经毒性，持续时间超过14天，在化疗周期中持续存在。临床表现为肢端（手脚）感觉异常（感觉神经元发生功能紊乱，在没有外界刺激的情况下出现刺痛、麻木、压力、冷或温热的异常皮肤感觉）或感觉迟钝、浅表或深度感觉缺失、感觉性共济失调或功能障碍（包括不能完成精细动作，如扣衣服纽扣、系鞋带等）。奥沙利铂的累计给药剂量达 780~850mg/m^2（三周方案大约在第 6 个疗程，两周方案大约在第 9 个疗程）后常会发生，累积剂量越多，副反应持续时间越长。

◎ 当出现神经毒性时，用药是否需减量？

首先需要评估神经毒性的严重程度、持续时间等情况，再决定是否调整剂量。因此，若出现神经毒性，就医时请主动告知医师或药师出现的症状及持续的时间。

◎ 奥沙利铂引起的外周神经毒性可以避免吗？

奥沙利铂引起神经毒性的机制尚不明确，目前普遍认为这是一种急性离子通道病变，是一种短暂性的外周感觉神经病变。多因接触冷刺激引起或加重，部分患者有短暂性咽喉部感觉麻木、肌肉痉挛或喉痉挛，可出现吞咽困难或呼吸困难等症状，严重时导致窒息。在治疗期间应注意保暖，避免冷空气或冰水的刺激，避免触摸冷物，避免冷饮、冷食物等。

◎ 神经毒性会好转吗？

一般来说，奥沙利铂引起的外周神经毒性在停药后会有所改善。然而，治疗停止后的几个月内可能会持续存在（这一现象被称为"惯性"）。大约 80% 患者的部分神经病变可逆转，其中一半患者在停药后 8 个月内可完全缓解。目前研究资料表明，手部症状在治疗期间更严重，而足部症状在随访期间变得更加突出。

◎ 防治奥沙利铂引起的外周神经毒性的药物有哪些呢？

1. 预防

目前暂时没有药物可用于预防奥沙利铂诱发的周围神经病变。美国临床肿瘤学会（ASCO）预防和管理化疗诱发的周围神经病变的指南中，不建议静脉使用钙／镁补充剂或任何其他神经保护剂来预防奥沙利铂引起的神经毒性。

有资料表明，运动可以潜在地降低化疗诱导的周围神经病变的发生频率。

2. 治疗

通过使用抗抑郁药，如度洛西汀（2B 级证据），可以改善慢性神经病变症状，包括疼痛。对于不能对度洛西汀起反应的患者，可以使用其他辅助止痛剂（例如：三环类抗抑郁药、抗惊厥药如加巴喷丁、阿片样物质），以及使用物理形态如皮肤电刺激和（或）介入手术。

综上所述，应用奥沙利铂进行抗肿瘤治疗时，要注意以下几个方面的问题。

（1）奥沙利铂引起的外周神经毒性分为急性神经毒性和慢性神经毒性。急性神经毒性多发生于输注开始数小时内或 1~2 天内。慢性神经毒性属于蓄积性神经毒性，持续时间超过 14 天，在化疗周期中持续存在。

（2）用药期间要注意保暖，避免冷刺激，暴露于低温或接触冰冷物品会加速神经毒性的出现或使其进一步恶化。因此，患者可戴手套或穿厚一些的袜子，避免与冷的物品接触；喝水宜选用温水。

（3）观察并记录不良反应的具体症状及持续的时间。治疗过程中若出现感觉异常，或者不能完成扣纽扣、系鞋带、拿筷子等精细动作，复诊时请主动告知医生或药师，以便及时调整治疗方案。若出现危及生命的严重不良反应，应立即告知医务人员。

（4）目前暂时没有药物可以用于预防奥沙利铂引起的外周神经毒性，运动可能可以降低外周神经毒性的发生率。当出现外周神经毒性时，可使用度洛西汀改善症状，具体用药方法请遵从医师医嘱及药师指导。

（5）一般来说，奥沙利铂神经毒性在停止治疗后会有所改善，部分神经病变可以逆转。但是也有部分患者在奥沙利铂治疗停止数月后，神经毒性可能会继续恶化，恢复往往不完全。

参考文献

［1］刘杨正. 奥沙利铂神经毒作用模式及防治研究进展［J］. 毒理学杂志，2015，29（2）：144-147.

［2］冯献斌，沈永奇. 奥沙利铂周围神经毒性防治的研究进展［J］. 医学综述，2011，17（13）：2027-2029.

［3］Sereno M，Gutiérrez-Gutiérrez G，Gómez-Raposo C，et al. Oxaliplatin induced-neuropathy in digestive tumors［J］. Crit Rev Oncol Hematol，2014，89（1）：166-178.

［4］吴建军，陈维荣. 新一代铂类药物奥沙利铂的研究进展［J］. 医学综述，2012，18（12）：1906-1908.

［5］Argyriou AA，Cavaletti G，Briani C，et al. Clinical pattern and associations of oxaliplatin acute neurotoxicity：a prospective study in 170 patients with colorectal cancer［J］. Cancer，2013，119（2）：438-444.

［6］Coyne PJ，Wan W，Dodson P，et al. A trial of Scrambler therapy in the treatment of cancer pain syndromes and chronic chemotherapy-induced peripheral neuropathy［J］. J Pain Palliat Care Pharmacother，2013，27：359.

［7］Kautio AL，Haanpää M，Saarto T，et al. Amitriptyline in the treatment of chemotherapy-induced neuropathic symptoms［J］. J Pain Symptom Manage，2008，35：31.

一图读懂小儿化疗毒性

文 / 潘莹

　　化疗是治疗儿童恶性肿瘤的主要手段之一，儿童肿瘤常用的细胞毒类化疗药物主要有：门冬酰胺酶、顺铂、长春新碱、博来霉素、多柔比星、环磷酰胺以及甲氨蝶呤等。这些细胞毒类化疗药物均缺乏特异性，在杀伤肿瘤细胞的同时亦会不同程度地损害人体的正常组织细胞；另一方面，现代医学针对这些化疗药物的毒性已经有了非常成熟的预防与治疗的措施。许多家长在孩子化疗初期对这些化疗药物的毒性不了解，有时甚至产生恐慌。

　　为了让大家更好地了解这些化疗药物的常见毒性与防治方法，做到"知己知彼"，增强对治疗的信心，小药师特别制作了图文并茂的说明，方便大家一图读懂小儿化疗毒性。

A-asparogine

C-cisplatin

V-vincristine/vinblastine

B-bleomycin

D-doxorubicin

Psi-cyclophosphamide

M-methotrexate

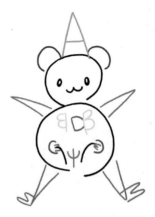

门冬酰胺酶（asparagine）

可引起中枢性脑病，表现为嗜睡或精神错乱，暂时无特效预防药物，停药后症状一般可缓解。

顺铂（cisplatin）

肾毒性，表现为少尿、血生化检测值异常（尿素氮、肌酐升高，血钾、血镁下降），化疗前水化（口服或静脉输注大量液体）可以预防肾毒性的发生。耳毒性，主要引起听力下降（主要是高频听力的丧失），目前没有特效预防药物，定期听力监测可以及早发现。

长春新碱（vincristine）/ 长春碱（vinblastine）

外周神经毒性，早期可表现为双足和（或）双手感觉异常（麻木或刺痛），多次用药后可出现反射消失、肌无力、足下垂。目前没有特效预防药物，定期神经系统评估有助于及早发现。长春新碱引起的神经毒性大多在停药后几个月缓解。

博来霉素（bleomycin）

肺毒性，累积用药量较大时可出现剂量相关性肺炎，表现为干咳、呼吸困难等。目前无特效预防药物，出现后可以用激素类药物对症处理。

多柔比星（doxorubicin）

心脏毒性，总用药剂量超过一定量（5mg/kg，大儿童 150mg/m^2）时出现，表现为呼吸困难、干咳、脚肿、心脏彩超与心电图检查异常等。定期监测心脏功能有助于早期发现，右丙亚胺可以预防多柔比星引起的心脏毒性。

环磷酰胺（cyclophosphamide）

肾毒性，表现为少尿、血生化检测值异常（尿素氮、肌酐升高），化疗前水化可以预防肾毒性的发生。膀胱毒性，表现为尿痛、尿频、尿常规检查异常或肉眼血尿，大量饮水可以冲走膀胱中的毒性代谢物，减少膀胱炎的发生，膀胱保护剂美斯纳可以预防环磷酰胺引起的膀胱炎。

甲氨蝶呤（methotrexate）

骨髓毒性，表现为血常规检查异常（白细胞下降、中性粒细胞下降）；肾毒性，表现为少尿、血生化检测值异常（尿素氮、肌酐升高）。水化、亚叶酸钙可以减少上述不良反应的发生。粒细胞集落刺激因子可以预防或治疗甲氨蝶呤引起的骨髓毒性。

参考文献

Toland T. Skeel，Samir N. Shleif. 癌症化疗手册［M］. 原书第 8 版 . 于世英，译 . 北京：科技出版社，2012.

免疫治疗也有副作用

文 / 刘韬　潘莹　黄煜　麦嘉恒

在经历了手术、放疗、化疗甚至靶向治疗等多种治疗手段后，人类与癌症的斗争始终没有分出胜负。这时，人们将目光从癌细胞身上转移到人体自身的免疫细胞上，利用 T 细胞消除癌症，这是癌症的免疫疗法。几年来，免疫治疗在癌症治疗领域不断展现实力，逐渐成为癌症治疗炙手可热的明星疗法。免疫检查点抑制剂药物的出现，已成为很多晚期肿瘤患者的重要选择。

🄗 免疫检查点的发现

美国科学家詹姆斯·艾利森与日本科学家本庶佑原创性地发现了两个重要的免疫治疗靶点：毒性 T 淋巴细胞相关抗原 4（CTLA-4）和程序性细胞死亡蛋白受体 1（PD-1）。这一发现使人们掌握了"松开"人体抗癌刹车的方法，通过使用抑制药物阻断免疫检查点的方式激活 T 细胞，通过 T 细胞对抗癌细胞的方式治疗癌症，这一理论开创了癌症免疫治疗的新纪元，而这两位科学家也因此获得了 2018 年度诺贝尔生理学或医学奖。

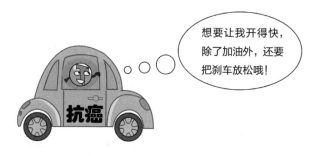

药师特别提醒

什么是免疫检查点？

"免疫检查点"是肿瘤细胞逃避人体对它攻击的关键点，也就是人们常说的"抗癌刹车"。

免疫检查点相关药物

2011 年 3 月 25 日，世界上第一个免疫检查点抑制药物 CTLA-4 抑制剂伊匹单抗获批准用于临床。2018 年，第一个免疫检查点抑制剂在中国上市，中国患者迎来了"免疫治疗元年"。截至目前，一共有 8 种免疫检查点抑制剂在中国获批上市，包括 6 种 PD-1 抑制剂与 2 种 PD-L1 抑制剂，越来越多的中国患者有机会接受"免疫治疗"。

这些以免疫检查点抑制剂为代表的免疫治疗药物通过激活、增强人体免疫细胞的战斗力，能有效杀伤肿瘤细胞，可以大幅度延长肿瘤患者生存期，已成为晚期肿瘤治疗炙手可热的明星药物，在小细胞肺癌、经典型霍奇金淋巴瘤、黑色素瘤等多种复发或难治性的恶性肿瘤中都展现了强劲的治疗效果。

免疫检查点药物的不良反应

很多老百姓一听"免疫治疗"，知道是通过激活免疫系统起效，就自然而然地认为，免疫检查点抑制药物和保健品的宣传一样，没有副作用，随便买来就行。

但是，你知道吗？免疫检查点抑制剂疗效虽好，但是也会有一些免疫相关的不良反应，临床上称之为免疫相关不良事件。

那么，为什么会有免疫治疗相关不良反应呢？对此，科学家还在研究中，目前认为可能与这几个原因有关：第一种情况叫交叉抗原，就是说有些肿瘤细胞的特征，正常组织的细胞也有，只是没有肿瘤细胞特征明显。因此，活化的 T 细胞也可能会误伤好细胞，损伤正常组织。第二种情况叫作药物引起的非特异性激活，活化的 T 细胞通过免疫检查点来审查细胞的好坏，一旦审查装置被药物过度抑制，T 细胞就无限激活，这时不论是癌细胞还是正常细胞，T 细胞都格杀勿论。

那么，到底免疫检查点抑制剂有哪些常见的不良反应呢？总的来说，可以分为常见毒性和罕见毒性两大类。常见的毒性主要涉及皮肤、胃肠、肝脏、肺与内分泌系统，少见的毒性往往累及心血管、肾、神经、眼等脏器。下面，小药师就常见的一些副作用为大家进行介绍。

1. 皮肤毒性

这是最常见的免疫相关副作用，常在开始治疗后 4~7 周出现，通常表现为瘙痒、皮疹和白癜风，白癜风通常出现于黑色素瘤患者。不管什么程度，皮肤毒性一旦出现，应当尽快就医。

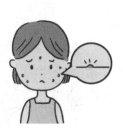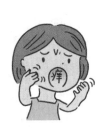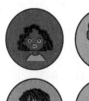

2. 消化道毒性

这也是很常见的免疫治疗副作用，常在开始治疗后 3~6 周出现，20% 左右的患者会遇到，其中腹泻最常见。消化道毒性一般比较轻微，但需要警惕结肠炎等并发症，虽然出现概率很低，但如果处理不及时，可能致命。

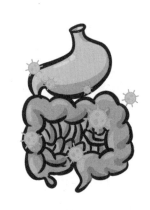

如果在治疗过程中甚至治疗结束一段时间后，出现剧烈腹痛、出血、黏液便和发热等症状，一定要警惕，第一时间去医院就医。

3. 肝脏毒性

这是比较经典的免疫治疗相关副作用，一般在用药开始后 5~18 周出现。临床上常常表现为检验结果的异常，如：谷丙转氨酶或谷草转氨酶显著升高，有时还会伴有胆红素的升高，大部分患者同时会发热。免疫治疗引起的肝脏毒性在使用 CTLA-4 抑制剂的患者中比较常见，大约 15% 的患者会发生；而 PD-1 抑制剂要好很多，大约 5% 的患者会出现。患者应注意配合医嘱要求，定期监测肝功能指标。

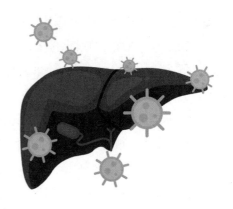

4. 肺毒性

最常见的是免疫相关性肺炎，常在开始治疗后 15~31 周出现。轻者可能没有感觉，仅表现为肺部检验指标的异常；加重者可能出现呼吸急促、咳嗽、发热、胸闷等类似感冒的症状。单独用 PD-1 药物的时候，肺毒性的发生率并不高，严重副作用患者比例不到 1%。

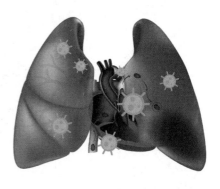

但随着更复杂的治疗，尤其是各种免疫治疗组合疗法的应用，肺炎发生率也会随之逐步增加。如果在治疗过程中突然出现以上症状，不要自行判断，应该立即和主诊的医生联系。

❓ 发生不良反应后应该怎么办？

针对上面这些常见的免疫治疗副作用，已经有了一套规范的处理措施。除了加强对病人症状和体征的监护和检查外，根据副反应程度轻重也有不同的处理。一般来说，出现 Ⅰ 级不良反应，并不需要减少剂量或停药，医生会根据症状进行对症处理；如果出现 Ⅱ 级不良反应，除了对症处理之外，还要根据情况推迟治疗；如果发生更严重的 Ⅲ ~ Ⅳ 级不良反应，需要停止治疗，这时会有多学科医药团队对接下来的治疗方案进行会诊。

药师解惑

通常情况下，专家们将不良反应按严重程度由轻至重分为Ⅰ、Ⅱ、Ⅲ、Ⅳ四个等级，以便于更好地处理药物不良反应。

Ⅰ级反应：轻度，不良反应无症状或轻微症状，一般无须治疗。

Ⅱ级反应：重要器官或系统功能有中度损害，不良反应症状明显，需要干预治疗。

Ⅲ级反应：重要器官或系统功能有严重损害，不良反应症状严重但不会立即危及生命，需要住院治疗。

Ⅳ级反应：不良反应危及生命，需要紧急治疗。

这里有一个例外，就是免疫相关性肺炎：一旦确认肺炎是由免疫治疗药物引起的，无论不良反应的程度轻重，都需要立即停药。此外，一些更加罕见的副作用如免疫相关性肾炎、免疫相关性心肌炎、免疫相关性葡萄膜炎等，它们的发生率较低，但也需要相关的检查和监控，如果出现，需要及时处理。

说了这么多免疫相关的副作用，大家大可不必谈之色变。绝大多数免疫治疗的副作用都是比较轻的，多属于Ⅰ~Ⅱ级，很多都是短暂的一过性副反应，病人通常可以忍受。如果出现了这些反应，大部分情况下并不需要进行特殊处理；即使需要处理的，经过简单对症治疗也可以较快恢复。更重要的是，出现这些副作用并不会影响治疗的效果。

我们不打无准备的仗，相信随着临床用药经验的不断丰富，一定会有越来越多的患者能克服不良反应，迎来免疫治疗的胜利曙光！

吃了这些靶向药
腹泻怎么办

文 / 刘澍

靶向药物与腹泻小知识

多种口服靶向药物，例如吉非替尼、厄洛替尼、埃克替尼和阿法替尼等，都可能导致腹泻。在目前已公布的资料中，每个药物腹泻的发生率不同，总体发生率在 9.5%~95.2% 之间，≥ 3 级（即严重腹泻）的发生率为 1%~20%。例如阿法替尼，其引起严重腹泻的概率可达到 14% 左右。该药物导致腹泻的确切机制目前还不明确，研究发现可能与氯离子的过度分泌有关。同时，肿瘤患者免疫功能低下，可能伴随肠道菌群紊乱，而肠道菌群紊乱容易导致腹泻。但是，一些肿瘤本身也可导致腹泻的发生。总之，每个个体的情况可能存在很大的差异，建议大家不要盲目看说明书，要关注自身的变化，发生腹泻时需要专业医生进行鉴别。

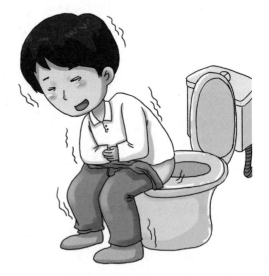

Ⓠ **需要重点关注：吃了靶向药物后，排便习惯有改变吗？**

当大便次数增多或减少以及出现与平时不一致的情况如稀便、水样便、黏脓便或脓血便时，就需要警惕了，很可能是发生了腹泻这一药物不良反应，需要专业医师进行判断。

就医前，应该整理好目前同时服用的其他药物的信息，记录好排便习惯的改变情况以及其他的身体不适。

Ⓠ **如何初步判断腹泻是否严重呢？**

如果排便习惯与往常相比发生很大变化，就要提高警惕。严重腹泻时，会出现口渴、皮肤黏膜弹性变差等脱水症状，有些患者还会出现中毒症状，即烦躁、精神萎靡、嗜睡、面色苍白、高热、外周白细胞计数明显增高等表现。如果身体很不舒服或发生类似的症状，就应该积极就医，以免在家耽误治疗而使病情加重。

Ⓠ **针对腹泻这一药物不良反应，应该如何科学地管理？**

（1）治疗期间应低脂、低纤维饮食，少食多餐。

（2）忌食咖啡因、酒精。

（3）富含脂肪、纤维的食物要控制。

（4）腹泻时，避免服用橘子汁、葡萄汁以及辛辣食物。

（5）当腹泻持续或控制不佳时，不要乱服药物，要及时就医。

（6）保持身体、肛门的洁净，注意休息。

如何应对痤疮样皮疹

文 / 刘韬

　　对于晚期非小细胞肺癌（NSCLC）患者来说，只要存在表皮生长因子受体（EGFR）敏感突变，就有机会选择比传统的细胞毒药物疗效更好、副作用更低的靶向药物进行治疗！这些靶向药物就是表皮生长因子受体－酪氨酸激酶抑制剂（epidermal growth factor receptor tyrosine kinase inhibitor，EGFR-TKI），包括：第一代药物吉非替尼和厄洛替尼；第二代的阿法替尼和达克替尼；第三代的奥西替尼等。EGFR-TKI 疗效确切，在晚期 NSCLC 的治疗中占有重要的地位。

　　然而，随着 EGFR-TKI 靶向药的普遍应用，患者服药时间的延长，这类药物的副作用也日渐显现，包括皮疹、口腔黏膜炎、甲沟炎、食欲不振、腹泻、乏力、肝功能损伤和间质性肺病等。严重的副作用会降低患者的生活质量以及服药的依从性，甚至影响抗肿瘤治疗效果。

　　下面，我们会为大家逐一破解 EGFR-TKI 副作用困扰的问题。那么，先和"外貌协会"一族谈谈"如何应对痤疮样皮疹"。

Q 痤疮样皮疹是怎么形成的？

　　EGFR-TKI 类药物在对突变的 EGFR 产生作用的同时，也会影响野生型 EGFR 信号传导。人体的上皮组织中存在着大量的 EGFR，患者服用 EGFR-TKI 后，会影响上皮组织中的 EGFR 信号传导，致使皮肤代谢受阻，进而引发炎症，形成皮疹。

🔵 痤疮样皮疹的分级

这类皮疹多呈脓疱样或者丘疹样，会有斑点、瘙痒、皮肤干燥、脱屑和溃疡等表现；好发于皮脂腺分布较多的部位即头皮、颜面部和躯干上部；一般开始出现于治疗前2周，高峰在第3周，治疗4周左右趋于平稳。

我国肿瘤学家在NCI CTCAE4.0版分级的基础上，将皮疹分为轻度、中度和重度三个级别。

1. 轻度

局限于头面部和上躯干部，几乎无主观症状，对日常生活没有影响，亦无继发感染。

2. 中度

皮疹范围比较广泛，主观症状轻，对日常生活有轻微的影响，可能会有局部感染，无继发感染的征象。

3. 重度

皮疹范围广泛，主观症状严重，对日常生活影响较大，有局部感染和继发感染可能。

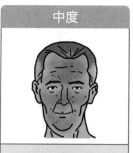
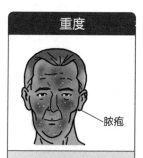

轻度	中度	重度
• 局限于头面和上躯干	• 范围比较广泛	• 范围广泛
• 几乎无主观症状	• 主观症状轻微	• 主观症状严重
• 对日常生活无影响	• 对日常生活影响轻微	• 对日常生活影响较大
• 无局部感染	• 有局部感染	• 有局部和继发感染

脓疱

Q 该药物引起的皮疹可以预防吗?

当然可以啦,接招吧。

首先,就是要防晒。外出时可戴帽子、打伞,注意避免阳光照射,或者尽量减少日晒时间。靶向药物多有光敏反应,尤其是小分子抑制剂(EGFR-TKI 就属于小分子抑制剂)。外露的肌肤要使用 SPF ≥ 15、可防 UVA/UVB 且不含对氨基苯甲酸的广谱防晒用品。

其次,记住要保湿。从 EGFR-TKI 治疗开始,每天要保持身体清洁以及干燥部位皮肤的湿润,可以每天 2~3 次全身使用不含酒精的润肤乳液,不要接触碱性和刺激性强的洗漱用品,避免热水沐浴(当然不是要求洗凉水澡,不然会着凉感冒,而是用温水,以不感觉过热为宜),沐浴之后也要及时涂上温和的保湿润肤乳液。

此外,很重要的一点,就是要确保服药方法正确!对于 EGFR-TKI 类药物,一般都可选择在餐前至少 1 小时或餐后 2 小时口服;同时,也避免饮用含有西柚(葡萄柚)或塞维利亚橘子/橙子(苦橙/酸橙)成分的果汁,以免这些食物影响 EGFR-TKI 类药物的体内吸收,造成血液中药物浓度升高,进而可能导致皮疹产生。

最后,为了颜值,忌口也是免不了的啦!切记饮食要清淡,少食脂肪和甜食,避免进食辛辣和刺激性的食物,不宜饮酒,宜多吃水果和蔬菜,并保持大便通畅。

Q 皮疹一旦发生,又有哪些治疗方法呢?

皮疹发生后,首先要确定严重程度,然后进行逐级处理,总体原则是:轻度皮疹,一般观察或局部用药即可;中至重度者,除局部用药外,还需口服药物治疗。

1. 轻度皮疹

可以不进行任何形式的干预,亦可局部使用 1% 或 2.5% 氢化可的松乳膏,每晚临睡前涂抹于患处(但不推荐用于面部)。

对皮肤干燥伴瘙痒者,可予每日 2 次薄酚甘油洗剂或苯海拉明软膏涂抹瘙痒局部。不要因为轻度的皮疹就更改 EGFR-TKI 的剂量。2 周后对皮疹程度再次评估，若情况恶化或无明显改善，则按中度皮疹处理。

2. 中度皮疹

外用 0.1% 丁酸氢化可的松或 0.1% 糠酸莫米松等中 – 强效能激素，每天睡前使用 1 次，症状缓解后可改为隔天用药 1 次，连续使用不超过 14 天（对于皮疹病程较长的患者，推荐脉冲式用药：连续使用 14 天后停用 7 天，再继续使用）。

10% 氯林可霉素凝胶、1% 克林霉素软膏或红霉素软膏，每日外用 2 次，连续不超过 14 天；可适当给予口服抗组胺药，例如：扑尔敏 4mg 每日 3 次或氯雷他定 10mg 每日 4 次。

若皮肤干燥伴瘙痒，可予苯海拉明软膏或复方苯甲酸软膏局部涂搽，每日 1~2 次；必要时，可口服米诺环素（minocycline）100mg 每日 4 次或多西环素（doxycycline）100mg 每日 2 次。2 周后对皮疹再行评估，若情况恶化或无明显改善则按重度皮疹处理。

3. 重度皮疹

监测皮疹变化，同时 EGFR-TKI 类药物的剂量可适当减少；外用激素选用 1% 丁酸氢化可的松软膏或 0.1% 糠酸莫米松软膏（用法同"中度皮疹"）；必要时，可予冲击剂量的甲泼尼龙每日 0.4mg/kg 或强的松每日 0.5mg/kg，最多口服 10 天。

若出现化脓、龟裂或水泡等严重情况合并感染，则选择合适的抗菌药物进行治疗，如口服头孢呋辛酯 250mg 每日 2 次，或用美满霉素（即米诺环素）14 天方案（成人首次给药量为 0.2g，每隔 12 或 24 小时再口服 0.1g，或遵医嘱）。

对抗生素反应不佳者可系统使用小剂量异维 A 酸，每日 20~30mg，分 2 次服用。若 2~4 周后皮疹仍未充分缓解或加重，则暂停使用或永远停用 EGFR-TKI 类药物。

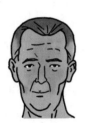

轻度

① 原剂量治疗，监测皮疹变化
② 不予特殊处理或外用低效能激素 1% 或 2.5% 氢化可的松软膏，每晚临睡前涂抹于患处（不推荐用于面部）
③ 若皮肤干燥伴瘙痒，可每日 2 次予薄酚甘油洗剂或苯海拉明软膏瘙痒处局部涂搽
④ 2 周后评估，若无改善或加重，按中度处理

中度

① 原剂量治疗，监测皮疹变化
② 外用 0.1% 丁酸氢化可的松或 0.1% 糠酸莫米松等中－强效能激素（用法详见正文），10% 氯林可霉素凝胶、1% 克林霉素软膏或红霉素软膏每日 2 次，连续不超过 14 天
③ 可适当口服抗组胺药扑尔敏或氯雷他定；必要时，可口服盐酸米诺环素 100mg 每日 4 次或多西环素 100mg 每日 2 次
④ 若皮肤干燥伴瘙痒，可予苯海拉明软膏或复方苯甲酸软膏局部涂搽，每日 1~2 次
⑤ 2 周后评估，若无改善或加重，按重度处理

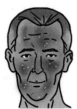

重中度

① 减量治疗，监测皮疹变化
② 外用 0.1% 丁酸氢化可的松或者 0.1% 糠酸莫米松，1% 克林霉素软膏或红霉素软膏
③ 若皮肤干燥伴瘙痒，可予苯海拉明软膏或复方苯甲酸软膏局部涂搽，每日 1~2 次
④ 必要时，可予冲击剂量的甲泼尼龙 0.4mg/kg 或强的松 0.5mg/kg，最多口服 10 天
⑤ 若合并继发感染，可选择全身抗生素治疗，如头孢呋辛酯 250mg 每日 2 次或米诺环素；对抗生素反应不佳者，可系统使用小剂量异维 A 酸，每日 20~30mg，分两次服用
⑥ 2~4 周后若无改善或加重，考虑暂时停药或永远终止治疗

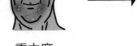 应对皮疹的日常妙招，不妨试试！

妙招 1：用干金银花煲水洗脸；或者将煲好的浓金银花水晾凉，用空白面膜浸透，湿敷头面部、颈部及其他皮疹部位。

妙招2：用芦荟洗面奶洁面后，外用玫瑰精油调制的乳液护肤，亦可使用芦荟汁轻轻涂抹皮疹处。

妙招3：如伴有瘙痒，可以用具有去头皮屑、止痒功效的温和洗发水作为沐浴液，亦可使用炉甘石洗剂涂抹皮肤瘙痒处。

最后，还要叮嘱一句，那就是不能用手去抓挠皮疹部位，以免造成皮肤破损、引发感染!

 药师特别提醒

其实，EGFR-TKI引起的皮疹虽然发生率较高，但严重程度并不高，重度皮疹的发生率仅为7%左右，而且，小药师还有一个压箱底的好消息。

皮疹，是靶向治疗疗效良好的讯号哦!

这个消息已经得到了诸多权威研究结果的证实。所以，大家对于EGFR-TKI类药物治疗引起的皮疹也不必过于焦虑，这么多妙招，总有一款适合您!

参考文献

[1] Lacouture ME, Mitchell EP, Piperdi B, et al. Skin toxicity evaluation protocol with panitumumab（STEPP），a phase II, open-label, randomized trial evaluating the impact of a pre-Emptive Skin treatment regimen on skin toxicities and quality of life in patients with metastatic colorectal cancer［J］. J Clin Oncol, 2010, 28（8）: 1351-1357.

[2] Aw DC, Tan EH, Chin TM, et al. Management of epidermal growth factor receptor tyrosine kinase inhibitor-related cutaneous and gastrointestinal toxicities［J］. Asia Pac J Clin Oncol, 2018, 14（1）: 23-31.

[3] Lynch TJ Jr, Kim ES, Eaby B, et al. Epidermal growth factor receptor inhibitor-associated cutaneous toxicities: an evolving paradigm in clinical management［J］. Oncologist, 2007, 12（5）: 610-621.

［4］郑志忠. 外用糖皮质激素效能分级的临床意义［J］. 中华皮肤科杂志，2007，40（9）：583-584.

［5］窦侠，刘玲玲，朱学骏. 外用糖皮质激素在皮肤科的应用［J］. 临床药物治疗杂志，2006，04：32-36.

［6］Nasu S，Suzuki H，Shiroyama T，et al. Skin Rash Can Be a Useful Marker for Afatinib Efficacy［J］. Anticancer Res，2018，38（3）：1783-1788.

第四章

癌痛管理解忧愁

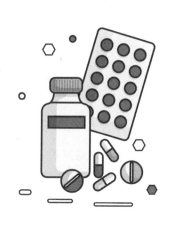

关于疼痛，您了解多少

文 / 潘莹

　　几乎所有癌症患者都有共同的忧虑：会不会痛？答案是：几乎三分之二的癌症患者经历过不同程度的疼痛。而对于受癌痛影响的患者来说，若能深入了解癌痛的成因，并配合有效的治疗，癌痛通常都能缓解。只要患者、亲友和医护人员共同努力，癌痛并非想象中难应付。此外，患者需明白疼痛与病情好坏并无关系，即使有疼痛也不代表病情严重或恶化。每个人对痛的反应都不一样，即使患上同一种病，个人的经历和感受也不尽相同，因此应按照个人的需要进行治疗。接下来我们将推出系列专题，为您讲解癌症及治疗可能引起的疼痛，并介绍有哪些缓解疼痛的方法。

Q　什么是疼痛?

　　疼痛是一种不适、不快的感觉，通常由身体组织受损引起。当神经受到冷、热、肿瘤或肿瘤周围组织的压迫或刺激时，便会产生疼痛。

　　根据疼痛的持续时间以及损伤组织的可能愈合时间，将疼痛分为两大类。

　　1. 急性痛

　　一般急性疼痛时间不超过 3 个月，常见原因为手术、烧伤、烫伤、割伤或运动伤等，伤口愈合后，疼痛会消失。

　　2. 慢性痛

　　超过正常的组织愈合时间（一般为 3 个月）的疼痛，常伴随不愉快的情绪体验和身体反应。癌痛通常属于慢性痛，即长期的疼痛，一般不会因为休息而减轻，需要通过针对性的治疗才能缓解。

 癌痛的成因

1. 生理因素

（1）肿瘤本身造成（如肿瘤的压迫、浸润）。

（2）抗肿瘤治疗相关（如手术、穿刺操作、放疗以及某些药物等对组织造成的损伤）。

（3）患者本身基础疾病、肿瘤并发症等。

（4）癌细胞转移或扩散，最常见的是骨痛。

（5）有时，远离肿瘤原发位置的部位也会感到疼痛，这是因为神经可以将痛感传送到身体不同部位，所以胸部肿瘤引起的疼痛可能传至肩膀或手臂，这类情况称为"牵涉性疼痛"。

药师特别提醒

患者经常误将新出现的疼痛视作病情恶化或癌病扩散的征兆，其实痛症与病情并非有必然的关系。不过，一旦发现新的、持续的疼痛，应通知医生，以便及时评估情况。

2. 心理因素

负面情绪如恐惧、焦虑、情绪低落、疲累等都可能令疼痛加剧。

3. 人际关系的影响

疼痛还可能源于工作环境或社交生活的不顺利。

痛要怎么说出口

文 / 潘莹

> 清楚描述疼痛可以帮助医生找出疼痛的原因，从而选择最适合您的治疗。以下的问题要点有助于让医生更详尽地了解您目前疼痛的状况。

哪里痛？

疼痛的部位可能位于一处，也可能出现在身体多处，应逐一记下。例如：疼痛主要集中在某一个部位还是散布在几个部位？疼痛是否从一个部位逐渐转移至其他部位？

哪种痛？

隐隐作痛？灼痛？酸痛？胀痛？刺痛？抽痛？悸痛？割伤的痛？表皮的痛？发自体内的痛？猛烈的痛？撕裂的痛？难以忍受的剧痛？轻微的痛？持续的痛？间歇的痛？周期性的痛？蔓延性的痛？渗透性的痛？一碰到就痛？突然出现的痛？难以辨认的痛？

有多痛？

尝试用 0 到 10 来评估疼痛的程度：0 表示一点儿也不痛，10 表示非常痛，具体参考下面的"癌痛评估脸谱图"。除了以分数形容痛楚的程度外，您也可以用文字表达，如一点也不痛、轻微的痛、中等程度的痛、严重的痛等。

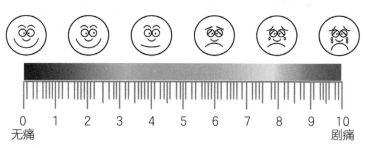

Q 与哪种痛相似？

尝试与一些您经历过的疼痛如头痛、牙痛、背痛、腹痛、痛经、运动创伤、生育等进行比较。

Q 哪种方法能减轻疼痛？

是否有些方法可以有效地减轻您的疼痛？例如：冷敷、热敷、一些特定的姿势或服用止痛药。此外，阅读、听音乐或看电视能分散注意力，让您觉得没那么痛。

Q 何时觉得痛？

经常觉得痛？间中觉得痛？晚上痛楚加剧？痛得无法入睡？常常痛醒？

Q 疼痛是否影响日常生活？

弯腰或伸展腰背时会不会痛？长时间坐着会否感到不适？是否痛得无法集中精神？疼痛会否影响睡眠？疼痛令您走得不远？

Q 镇痛治疗有效吗？

接受治疗后完全不痛？几乎不觉得痛？还是很痛？

Q 疼痛是否与以前不同？

您可能发现疼痛时好时坏，疼痛的感觉也不尽相同（例如由酸痛变成刺痛）。如果有这些现象，应通知医生，并详细形容前后变化。疼痛出现变化不一定是因为癌症复发或恶化，医生掌握了您的情况后，会再进行一系列检查，以便找出疼痛改变的原因。

最后，请记住：详细描述疼痛对医生诊断病因非常重要！！！

那些年我们见过的疼痛用药问题

文 / 潘莹　陈卓佳

许多人对止痛药有顾虑，特别是对吗啡类止痛药。对止痛药的抗拒，常常导致癌痛无法得到有效的控制。在向大家介绍控制癌痛的常用药物之前，小药师先和大家讨论一下：服用止痛药常见的问题和误区。

误区1 忍受疼痛，不服止痛药

有些人认为，除非痛到不能忍受，最好不要服用止痛药。但是，这样做除了让你承受不必要的痛苦，同时还会让疼痛更不容易控制。对不同种类的疼痛，现在都有止痛药可以控制。长期服用止痛药不一定会使药效降低，你不需要等到忍无可忍的时候才服用。

那么，疼痛应该如何应对呢？

 药师特别提醒

按医生指示，定时服用

服药目的在于控制疼痛，所以止痛药必须定时服用，请勿待疼痛发作时才服用。药量应该足够控制疼痛直至下次服药。如果下次服药前，你已经感到疼痛，请告诉医生或药师考虑加强剂量，或者换服另外一种药。

误区2 服用吗啡表示癌症恶化

开始时，医生可能会用非甾体类抗炎药止痛，视情况需要逐渐调整剂量；若疼痛加重，可能就需要使用阿片类药物，这并不表示癌症恶化。吗啡是癌痛治疗的核心药物，如果疼痛加剧或减弱，剂量可以不断地调整。

误区3 止痛药不能与其他药物合用

止痛药可能与其他药物一起使用，例如：消炎、安眠、抗惊厥、抗抑郁等药物。这些药物可以帮助控制疼痛，只是作用机制不同于止痛药。

误区4 使用止痛药会"上瘾"

阿片类药物具有成瘾的可能性，但成瘾往往是由于非医疗用途或者不规范使用。为了控制疼痛，通过在使用阿片类药物前进行严格评估、个体化剂量滴定、停药时循序渐进等，可以避免"上瘾"。

误区5 止痛药物会越吃越多

对阿片类药物来说，剂量没有上限。但是，在短时间内急速地增加剂量会有危险。如果需要增加剂量，一定要与医生商议。目前有许多止痛药可供选择，应根据疼痛的类型和严重程度而定。此外还有其他的缓解疼痛方法，如放疗、神经阻滞等。最重要的是，找出适合患者的治疗方式，使疼痛受到控制。

吃药也会上瘾吗

文 / 黄振华

　　"药师，我爸不愿意吃这个止痛药，他说吃多了会上瘾！"对于门诊一线药师来说，患者家属的这种反馈其实并不少见。许多需要服用止痛药物的患者都会格外担忧药物可能带来的成瘾性和其他副作用。药物成瘾是一种以非医学用途为目的，长时间、反复使用成瘾药物为特征的，表现为连续的、强迫性的觅药行为的慢性反复发作性脑病。其成瘾性不仅表现在身体的需求，也是心理成瘾的结果。那么，成瘾性药物一般有哪几类呢？针对各类药物，又有哪些用药建议呢？

第一类：止痛类药物

　　临床上，很多的疾病或者治疗都会给患者带来疼痛，而根据疼痛的剧烈程度，我们会选择相应的止痛药物进行治疗。例如，癌症的疼痛管理使用 WHO 三阶梯治疗方案。

　　1.轻度疼痛

　　选用非甾体类药物，如：阿司匹林或塞来昔布。

　　2.中度疼痛

　　选用弱阿片类药物，如：曲马多或可待因。

　　3.重度疼痛

　　首选强阿片类药物，如：吗啡、羟考酮、芬太尼等。

止痛药物的成瘾性是如何产生的？

当外源性阿片类物质进入人体后，会竞争性地与阿片受体结合，达到一定程度后，在体内存在大量外源性阿片类化合物的情况下，根据负反馈调节机制，内源性阿片肽的合成和释放会减少。而随着外源性阿片物质的不断摄入，阿片受体会产生耐受性，这就迫使依赖者必须更多地摄入药物来保持这种平衡，成瘾性就此产生了。

第二类：镇静催眠药物

镇静催眠药一般分为三类，分别是巴比妥类、苯二氮䓬类和其他类。这些药物通过抑制人体中枢神经系统，产生镇静催眠、抗焦虑和肌肉松弛等作用。一般而言，镇静催眠类药物的用药剂量会比较小，其成瘾性主要由心理原因引起。这类药物最常见的不良反应是失眠反弹和戒断症状。患者在突然停止用药后，会出现烦躁、惊恐不安、抑郁和偏执等反应。

第三类：止咳类药物

止咳类药物一般具有口感佳、服用方便和效果显著等优点，其应用较为广泛。止咳水按成分，基本分为含有罂粟壳或磷酸可待因的两大类。这些成分作用于人体的阿片受体，让大脑产生兴奋感，其成瘾原因和止痛类药物类似。因止咳水的购买和服用都较为方便，部分患者特别是青少年会在有意或无意间服用过多的止咳水而成瘾。成瘾后如果突然停止用药，会产生极其难受的戒断症状，又因为长期服用产生药物耐受性，必须要加大剂量并及时服用才能快速缓解。因此，与其他成瘾性药物相比，止咳类药物的成瘾性也不容忽视。

为了应对吃药带来的成瘾，我们应当注意些什么呢？

合理使用止痛药物，有效避免药物成瘾

根据 PORTER 等的报道，在 11882 例至少接受一种强阿片类药物治疗的患者中，只有 4 例患者出现精神依赖。这说明，在吗啡的临床应用中，尤其在癌痛患者的治疗中，规范化使用药物的成瘾风险十分小，不应因噎废食、对其成瘾性的过分恐惧而拒绝使用。止痛类药物的应用不到位，不仅降低了患者的生活质量，甚至会延误疾病的治疗。医生除了对患者做好相关的教育工作和心理辅导外，在开具止痛药物时也应根据患者的病情而选择合适的类别与剂量。而药师应该严格执行止痛药物的相关管理制度，指导患者正确地使用药物。

安眠类药物和止咳类药物应该规范使用

长期大剂量服用安眠药和止咳药会造成药物成瘾，这两类药物的共同特点是戒断症状都十分明显，而且心理因素在药物成瘾性中都占有重要的比重，患者应该积极地进行心理方面的辅导。如果产生了成瘾性，应该逐渐减少用药剂量，慢慢戒除，以免产生戒断症状。当戒断症状十分明显或难以消除时，可以用相应的辅助药物戒除。由于止咳水的成瘾者多为青少年，需要家长、学校、社会和医院共同努力去防止这类事件的发生。医院的相关部门除了严格执行相关管理制度外，还应加强用药指导工作，告知药物成瘾性所带来的危害，防微杜渐！

其他不良反应的防治

长期服用阿片类的止痛药物，通常会出现便秘、恶心、食欲不振和乏力等副作用。患者可使用乳果糖口服液、麻仁软胶囊等通便药物进行治疗，平时应该多喝水，多吃高纤维的食物，在阳光不猛烈的时候适当晒晒太阳，进行一些简单的室外活动，这些都可以帮助缓解止痛药物带来的副作用。

综上所述，临床上使用的麻醉性镇痛药、镇静催眠药以及止咳类药物都具有一定的成瘾性。但只要根据病情需要，遵守用药原则、合理使用药物，因服用这些药物而产生成瘾性的概率其实相当小。患者应该多和主治医生、药师沟通，正确规范地使用这些药物，从而有效规避药物成瘾和减少不良反应，在治疗疾病的同时提高患者的生活质量。

参考文献

［1］Sun H，Bao Y，Zhou S，et al. The new pattern of drug abuse in China ［J］. Current Opinion in Psychiatry，2014，27（4）：251-255.

［2］李先林，王静，王雪颖. 阿片成瘾的神经生物学机制研究进展［J］. 临床医药文献杂志，2017，4（33）：6524-6526.

［3］张吉花. 镇静催眠药滥用的原因与防治措施［J］. 现代医药卫生，2008，24（22）：3461-3462.

［4］PORTER J，JICK H. Addiction rare in patients treated with narcotics ［J］. N Engl J Med，1980，302（2）：123.

居家使用阿片类镇痛药物，要注意这几点

文 / 郑俐茹

疼痛是恶性肿瘤最常见的并发症之一。疼痛可影响患者的心理和精神状态，也严重影响患者的生活质量。控制疼痛，是肿瘤治疗过程中重要的环节。

阿片类药物是中、重度疼痛治疗的首选药物，被广泛应用于治疗癌症患者的疼痛。目前临床上常用于癌痛治疗的短效阿片类药物为吗啡即释片，长效阿片类药物为吗啡缓释片、羟考酮缓释片、芬太尼透皮贴剂等。

那么，居家使用阿片类镇痛药物需要注意什么，你都了解吗？

Q 使用阿片类镇痛药时能否喝酒？

A 使用阿片类镇痛药时忌饮酒。阿片类药物遇乙醇可能导致药物过量的风险增高，从而引起呼吸抑制、低血压和深度镇静或昏迷。因此，使用盐酸吗啡片和硫酸吗啡缓释片、盐酸羟考酮缓释片、芬太尼透皮贴剂时不可饮酒，不宜用酒精饮料送服药物或服用含乙醇的药物。

那么，常用的含乙醇的药物有哪些呢？

常用含乙醇的药物包括：藿香正气水、十滴水、复方甘草口服溶液、正骨水、舒经活络酒等。居家使用其他药时，如果不确定该药是否含有乙醇，可以看一下说明书上是否提及。

Q 能否将药片掰开后服用？

A 缓释片掰开服用会导致潜在性致死剂量的药物快速释放和吸收，因此，服用硫酸吗啡缓释片、盐酸羟考酮缓释片时必须整片吞服，不可掰开、嚼碎或咀嚼。

Q 服用阿片类药物后出现便秘，该怎么办？

A 便秘属于阿片类药物的常见不良反应，随用药时间延长和剂量增加，此症状会逐渐加重，应予以足够重视，下面教大家如何应对便秘。

（1）多喝水，多食用蔬菜水果。

（2）适当运动，腹部按摩。

（3）必要时使用通便药物，常用口服通便药包括聚乙二醇、乳果糖、番泻叶、麻仁润肠丸；外用通便药包括开塞露等。

Q 芬太尼透皮贴是不是哪里痛就贴哪里？

A 不是。芬太尼透皮贴可以起全身止痛作用，应贴在躯干或上臂未受刺激及未受照射的平整皮肤表面，如有毛发，应在使用前剪除（剃须刀可能会造成微小创口，不推荐使用）。

 药师特别提醒

芬太尼透皮贴的正确使用方法如下。

①使用前可用清水清洗贴用部位，不能用肥皂、油剂、洗剂或其他可能刺激皮肤或改变皮肤性状的用品。

②使用前皮肤应完全干燥，需用手掌用力按压30秒，并用手指沿贴片边缘再按一次，确保贴剂与皮肤完全接触。

Q 芬太尼透皮贴还有哪些注意事项?

A ①每 72 小时更换一次贴剂,更换贴剂时,应更换粘贴部位,几天后才可在相同部位重复贴用。②不能将贴剂切割或以任何形式损坏,如果发现有损坏,不应使用。③温度升高使芬太尼释放加速,会导致剂量过量。应避免芬太尼贴剂使用的部位和周边暴露在热源下,如:加热垫、电热毯、加热水床、烤灯或日照灯、强烈的日光浴、热水瓶、长时间热水浴等。同时,使用本品期间应避免进行导致体温升高的剧烈运动。

Q 使用阿片类药物还有哪些需要注意的呢?

A 如果服药期间出现尿潴留、嗜睡、精神异常等,需及时就医。阿片类药物可能引起疲乏或头晕等副作用,服药期间应避免驾驶汽车或操纵机器。阿片类药品是临床上常用的癌痛镇痛药,但使用不当可能增加用药风险。因此在使用此类药品时,必须规范化用药,按时给药,切勿擅自加减剂量、更改给药间隔时间。

参考文献

[1] 李国辉,杨珺. 肿瘤专科药师临床工作手册 [M]. 北京:人民卫生出版社,2018.

[2] 李小梅,陈小燕. 肿瘤患者最佳止痛药物及方法 [M]. 北京:人民卫生出版社,2010.

[3] 李虹义,魏振军. 阿片类药物相关性便秘的诊疗 [J]. 中国肿瘤临床,2015,42(12):603-607.

第五章

中药抗癌有良方

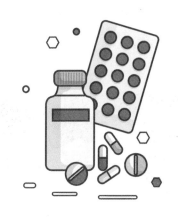

抗癌中药怎样煎煮

文 / 何丽萍

应用中医药结合放化疗、靶向和免疫疗法治疗恶性肿瘤是我国独具特色的抗癌疗法。

中医药配合放化疗、靶向和免疫治疗，可以增加疗效或减轻毒副作用。例如，其在减轻放射性炎症损伤、拮抗骨髓抑制、改善消化功能、提高机体免疫功能等方面，都有不俗的疗效。

中医药辅助抗癌治疗，还有助于防止肿瘤复发、提高患者的长期生存率。

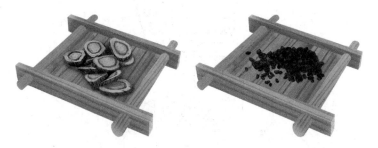

不少抗癌路上的病友把中医药治疗贯穿整个抗癌历程，而在中药煎煮和使用的过程中，常常会有以下疑问。

煎煮中药选择什么容器合适呢？

煎煮中药前，药物需要浸泡吗？

煎煮中药用热水还是冷水？

遇到需要用特殊方法煎煮的药物，应该怎样处理？

煎煮时间是怎样计算的?

⋯⋯

今天,我们将一一为大家答疑解惑。

❓ 煎煮中药选择什么容器合适?

煎煮中药宜选用砂锅、搪瓷锅、不锈钢锅等,玻璃器皿也可以使用。这是因为这些容器的材质性质比较稳定,不容易与药物发生化学反应,而且还具有受热均匀、不易糊锅的优点。而铁锅、铜锅、铝锅、锡锅等,在煎煮过程中会与中药发生化学反应,不仅会影响药效,甚至有可能产生毒副作用,应避免选用。

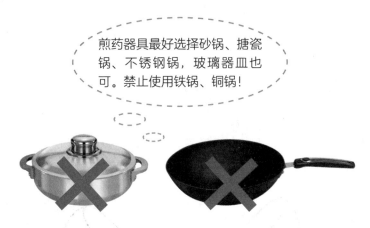

煎药器具最好选择砂锅、搪瓷锅、不锈钢锅,玻璃器皿也可。禁止使用铁锅、铜锅!

❓ 煎煮中药前,药材需要浸泡吗?

浸泡中药是中药煎煮方法中重要的一环。药物在煎煮前,要用冷水浸泡 20~30 分钟,使药材被水充分渗透,有利于有效成分的溶出。

❓ 煎煮中药前,药材需要用水清洗吗?

现在的中药饮片相对比较干净,大部分已经分装成独立包装。有些中药饮片看起来表面是灰黑色,其实是饮片经过了加工炮制的结果。有些草药(例如糯稻根)有泥沙,用水迅速漂洗一下即可。有些药材切忌浸洗,例如盐制巴戟天、炙甘草等,以免这些经炮制后的药材丢失了水溶性成分;另外,一些细小种子类(如:菟丝子、车前子)药材容易被冲走而流失。

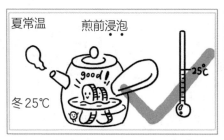

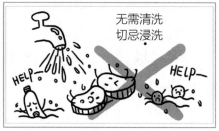

Q 煎煮中药用冷水还是沸水?

煲中药的时候,不能直接用沸水煎煮,否则药物中的蛋白质成分很快就会凝固,出现药材硬心的现象,影响中药成分的煎出。如果有需要特殊煎煮的中药,例如先煎,建议用 2~3 碗水先煎,其他的药物先用冷水浸泡20 分钟,再慢慢将浸泡的药材倒入锅内,与先煎的药物混合在一起继续煎煮。

Q 抗癌类中药材一般需要煮多长时间? "翻煲"要怎么煮?

一般的抗癌类中药材,第一次煎煮需要用 6 碗水煮成 1 碗。广东人所说的"翻煲"即是第二次煮,水量减半至 3 碗,煮成半碗。然后将两次煎煮好的药汤(即 1.5 碗药量)混合均匀,分两次服用。

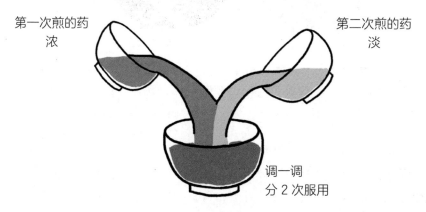

而对于毒性比较大的抗癌中药,例如含有生南星、生半夏的药材则需要久煎。第一次煎煮需要 4 个小时,宜用 8 碗水煮成 1 碗;第二次煎煮需要 2 个小时,宜用 4 碗水煮成半碗。

Q **煎煮时间是怎样计算的？**

　　滋补类药材的煎煮，一般依照"先大火后小火"的原则，经过浸泡的药材先用大火煮沸后，再改用小火保持微沸状态，继续煎煮 40~60 分钟。解表类的药材则不宜久煎，煮沸后再煎煮 15~20 分钟即可。

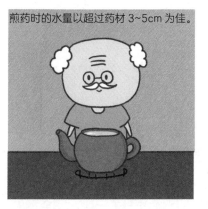

煎药时的水量以超过药材 3~5cm 为佳。

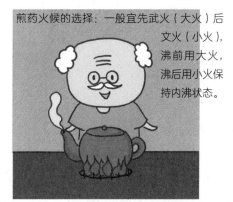

煎药火候的选择：一般宜先武火（大火）后文火（小火），沸前用大火，沸后用小火保持内沸状态。

Q **"后下药"需要煎煮多长时间？**

　　"后下药"一般煎煮 5~10 分钟即可，因为"后下药"的有效成分容易挥发，不需要久煎，以免降低药效。

Q **中药煮糊后，还可以再加水煎煮吗？**

　　中药材在煎煮过程中，若不慎煮糊，其药效成分已发生变化，应弃之。

Q **中药汤剂什么时候服用？**

　　中药汤剂的服用时间应视药物的性质而定。一般来说，应注意以下几点。

　　（1）抗癌中药宜餐后服用。

　　（2）滋补类药物宜饭前服用。

　　（3）驱虫药和泻下药应空腹服用。

　　（4）健胃药或对胃肠道有刺激性的药物应在饭后半小时服用。

　　（5）安眠类药物宜在睡前半小时服用。

参考文献

卢芳国，张世鹰，吴治谚，等．中药煎煮的容器、溶媒、时间、火候因素［J］．中医杂志，2016，57（001）：78-80.

中药不是你想买，就能买来喝

文 / 曾池清　邱孟

　　每一次的疫情肆虐，都会使一款中成药"爆火"。17年前"非典"时，虽然网络没有今天这么发达，却让板蓝根彻彻底底地火了一把。新冠肺炎疫情早期，双黄连口服液又横遭疯抢，任何一条有关对这种病毒有效方法的消息，都会让身处恐慌的人像溺水者抓到救命稻草一样，完全丧失了思考的能力。

　　如何才能在海量消息中，用辩证的思维去甄别真假，不盲目地跟从这些网络消息去抢购？下面，我们对这个热门的中成药的组方和药性进行逐一分析，您就会明白，没有任何一种中成药或者中药会对所有人都有效。凡是有关可以"包打天下、放之四海皆有效"的药物消息，必定是个谣言！

　　首先我们来了解一下，"网红"双黄连口服液由金银花、黄芩、连翘三味中药组成；为解表剂，具有疏风解表、清热解毒之功效；用于外感风热所致的感冒，症见发热，咳嗽，咽痛。中医认为，这三味中药具有良好的清热解毒、表里双清的作用。现代药理学认为该制剂有较广泛的抗菌谱，具有降低毛细血管的通透性、抗炎等作用，并能中和细菌产生的内毒素，同时具有抗感染及免疫调节的双重作用，是目前有效的广谱抗病毒药物之一。且在很多人的认知中，中药是没有什么副作用的。那么，双黄连口服液是否可以买来自行服用以抵御病毒呢？

　　下面，我们来拆解分析一下组方中各个药物的功效和适应证。

1. 金银花

【性味归经】性寒，味甘。归肺经、心经、胃经。

【功效与作用】清热解毒、凉散风热。属清热药下属分类的清热解毒药。

【临床应用】用量6~15g，水煎服；或入丸、散。外用：适量，捣敷。用治痈肿疔疮、喉痹、丹毒、热毒血痢、风热感冒、温病发热。现临床上多制成各种制剂，用于治疗急性感染性疾病，包括感冒、流感、上呼吸道感染、肺部感染和细菌性痢疾、皮肤化脓性感染等急性炎症。

【使用禁忌】脾胃虚寒及疮疡属阴证者慎服。

2. 黄芩

【性味归经】性寒，味苦。归肺经、胆经、脾经、大肠经、小肠经。

【功效与作用】清热燥湿、泻火解毒、止血、安胎。属清热药下属分类的清热燥湿药。

【临床应用】用量3~9g，煎服。用治湿温、暑温胸闷呕恶、湿热痞满、泻痢、黄疸、肺热咳嗽、高热烦渴、血热吐衄、痈肿疮毒、胎动不安。现代临床上多用于呼吸道感染、急性菌痢、病毒性肝炎等。

【使用禁忌】脾胃虚寒，少食便溏者禁服。

3. 连翘

【性味归经】性微寒，味苦。归肺经、心经、小肠经。

【功效与作用】清热解毒、消肿散结。属清热药下属分类的清热解毒药。

【临床应用】用量6~15g，水煎服。用治痈疽、瘰疬、乳痈、丹毒、风热感冒、温病初起、温热入营、高热烦渴、神昏发斑、热淋尿闭。现代临床上多用于呼吸道感染及其他急性感染。

【使用禁忌】气虚、阴虚发热及脾胃虚热者慎服。

以上三种药物都属于中药中的清热解毒药，性偏寒凉，均有使用禁忌证，脾胃虚寒、少食便溏属于虚寒体质者均不能使用。

现代医学也表明，双黄连口服液有一定的副作用，主要会引起过敏性皮疹、过敏性休克、胃肠道反应等。

况且，如果本身体质虚寒者（表现为平素畏风怕冷或者四肢冰凉，面色、舌质淡白，渴喜热饮等），还盲目跟风吃双黄连口服液，只会雪上加霜，使体质更加虚寒而导致免疫力下降。

 药师特别提醒

凡是药都有三分毒，中药也不例外，跟随热点信息随便买来就自己服用是非常不靠谱的行为。中药有温热寒凉的属性，通过这些属性纠正身体的偏性，损有余而补不足，使身体达到阴阳平衡的健康状态。所有的药物都应在专业的医生和药师的指导下使用，通过辨证论治，才能有针对性地治疗疾病。

那么，应该如何判断自己身体的偏性呢？会问这个问题，就证明你对杂乱信息有初步辨别过滤的能力了。如果你精力充沛，能吃会睡，身体没有任何不舒服的感觉，说明你正处在一个"阴平阳秘，精神乃治"的平衡健康状态，那还有什么必要去抢购网红药来吃呢？如果实在宅家里闷得慌，可以利用斗室空间打打八段锦，不仅舒筋活络，还能增强免疫力，毕竟"正气存内，邪不可干"！

参考文献

［1］杨丽梅．双黄连蜂胶口服液的制备及药理学研究［D］．长春：吉林大学，2013：24-29.

［2］高学敏．中药学［M］．2版．北京：中国中医药出版社，2010.

［3］郭玉娟，刘明．双黄连口服液不良反应临床分析［J］．实用药物与临床，2007，010（003）：177.

防癌抗癌，
芳香药物齐助力

文 / 何欣

> 芳香药物是指药物本身或经过加工后能散发出浓郁芳香气味并能用于疾病治疗及预防的一类药物。大多数为植物类药，故又称"芳草""香木"。这些具有"草药"性能的植物直接或间接作用于人体，有杀菌消炎、调节内分泌、改善机体代谢水平与调节免疫功能等作用。中医学对芳香药物的认识和应用源远流长，从古至今，芳香药物在日常生活和疾病治疗中都占据着重要地位。

肿瘤是一种全身性的慢性疾病，在病情的不同阶段可采用不同的治疗方法。医药学家认为，治疗肿瘤既要消灭肿瘤组织，又要最大限度地保护好整个机体的机能。芳香药物对于支持肿瘤治疗、保护整个机体组织具有不可或缺的作用。近现代临床肿瘤治疗发现，芳香药物在缓解癌性疼痛、放化疗引起的消化道反应和口腔反应以及因患病产生的焦虑及情绪低落等方面均有着良好的功效。

🕐 缓解癌性疼痛

芳香药物在缓解癌性疼痛方面的作用显著。芳香药物中含有挥发油成分，其多为小分子物质，能被机体快速吸收。离体试验和动物实验证实，挥发油可促使皮肤角质层形成新的渗透路径，促进药物制剂的吸收。芳香药物作用于体表，经皮肤或黏膜表面吸收后，药力直达病所。止痛膏乳香、没药、冰片、血竭研末外用，既可有效缓解疼痛、减少化学合成类镇痛药物的用量，又可降低毒副反应、减轻患者身体的不适。

减少消化道反应

放化疗会引起癌症患者严重的消化道症状，其中最明显的反应就是恶心、呕吐，这给患者带来了巨大的痛苦，也是造成放化疗不能顺利进行的重要原因。芳香药物多具有健脾开胃、化湿祛浊的作用，采用以芳香药物制成的汤药灌肠，如藿香、砂仁等，能抑制恶心、呕吐，作用显著。在中晚期患者中，胸腹水症状十分常见，且多反复发作，常规疗法控制不佳。有研究表明，胸膜腔内注射芳香药物温郁金的提取物榄香烯，对恶性胸腔积液有较好的疗效。

减轻口腔反应

癌症患者抵抗力低下，长期化疗会使机体感染率增加，其中尤以口腔黏膜反应及呼吸道感染最为常见。芳香药物清热化浊，以薄荷、金银花、菊花等芳香药物煎汤含漱，能有效缓解口腔黏膜损伤带来的不适症状。现代研究也已明确芳香药物的抗菌、抗病原微生物作用，如丁香挥发油对表皮葡萄球菌、金黄色葡萄球菌等均有显著的抗菌作用。

改善情绪

研究证明，气味分子经呼吸道黏膜吸收后，能促进人体免疫球蛋白的产生、调节全身新陈代谢，最终使人体达到生理和心理功能的相对稳定。由于气味分子本身非常细微，很容易自皮肤渗透进入神经系统、血液系统、免疫系统，用芳香药物制成熏香吸入，可有效改善患者焦虑、抑郁等情绪低落问题。

🩺 **杀伤肿瘤细胞**

除具有以上肿瘤治疗的辅助功效外，部分芳香药物对肿瘤细胞本身亦具有杀伤作用。有研究表明，香叶天竺葵中所含的挥发油成分在抑制肿瘤尤其是宫颈癌方面具有良好功效。中药注射剂榄香烯是从温郁金中提取出的有效成分，其可直接作用于肿瘤细胞，影响细胞核酸代谢，最终诱导肿瘤细胞凋亡。

芳香药物是传统中药的重要门类之一，随着科学技术的进步和芳香药物在肿瘤治疗领域的不断应用，人们对芳香药物的成分及作用机制也有了进一步的认识。癌症患者合理使用芳香药物，不仅能辅助肿瘤治疗、减缓患者身体不适、保证放化疗顺利进行，还能促进患者身心的舒缓、提高生活品质，进而使其积极面对癌症治疗。对癌症患者来说，芳香药物是一举数得的好帮手。

药食同源有讲究

文 / 潘莹　房财富

> 　　掉头发要吃何首乌、肾虚要进补枸杞、补血就要多吃当归……老百姓的养生食谱上，总有各种各样的中药材。电视台热播的养生节目、网络社交媒体疯转的养生秘诀，被很多人奉为"金科玉律"。那么，人们习以为常的"药食同源"有科学依据吗？我们对于"食疗""药膳"又有哪些误区？下面，就让小药师来为您——解答。

"药食同源"有疗效也有风险

　　滋补中药能补益人体气血阴阳不足、增强体质、提高机体抗病能力，以治疗虚证为主。进补的对象一般体质虚弱，多为大病初愈、手术后或劳累之后有各种虚证表现的人群，并非人人都适宜。研究发现，传统上认为有药效的食材，可以改善胃肠菌群结构，抑制有害菌群的活跃程度。例如：一个人因糖尿病感到身体不适，多吃点薏苡仁，身体感觉会好一点。这是因为，糖尿病导致肠道菌群紊乱，给人身体状况带来变化，而薏仁能调节菌群结构，使人体的不适感得以恢复。

　　但是，"药食同源"实践也存在风险。滋补中药服对了可以强身健体、延年益寿，但使用不当不仅会造成经济损失，还会带来药物不良反应，甚至加重患者病情。第一，"药食同源"的中药材，早期被当作药使用。人们发现这些药材比较安全，逐渐当作食品。但"天天吃、顿顿吃"是不是绝对安全，这需要认真评估。第二，"是药三分毒"，中药也并非完全无毒副作用。临床上，也有长期把中药材当食材吃而导致器官衰竭的案例。

🔵 药材食疗的七大误区须厘清

一些中医专家分析指出，有关"药食同源"，百姓的认知主要存在以下误区。

误区1　食疗意味着可以"盲目进补"

辨证施补是中医使用补益方药的原则。中医将虚证分为气虚、血虚、阴虚、阳虚、气血两虚、阴阳两虚等，相应的补药也有补气药、补血药、补阴药、补阳药等不同类别。如果不加辨证，就容易引起副作用。

例如，有些人觉得身体虚亏就服用人参等，以为可以补气健脾。而中医专家认为，对阴虚体质的人，人参是不可用的，盲目吃人参反而消耗阴津，使症状加重。另外，巴戟天、鹿茸是补阳药，阴虚火旺的人不宜服用，若用了会出现口干舌燥、咽痛便秘、烦躁失眠等症状，甚至会引起口鼻出血；天冬、黄精、熟地等是补阴药，痰湿重的人不宜服用，否则会影响食欲，引起消化不良或腹泻。

误区2　肝郁脾虚可直接服用滋补中药

一些体质虚弱或患有慢性疾病的人群，由于脾胃虚弱或脾虚湿盛等原因，在服用滋补中药后，会出现消化不良，产生胃胀、腹痛、腹泻等症状，主要原因是虚不受补。因此，脾胃虚弱和肝郁之人需要先调理肠胃和肝脏功能，待恢复良好后方能服用滋补中药。

误区3　儿童及青少年也需要进补

不少人认为，体弱多病的人吃了补药能够滋补身体，其实对于体质比较好、机体正处于生长发育期的少年儿童来说，没有必要服用滋补中药。值得注意的是：儿童服用含有人参、鹿茸、枸杞子、菟丝子等的滋补中药，可能会引起性早熟。但少年儿童如果因为某些原因而出现身体虚弱的状况，或者在平素体质较差的情况下，可以在医生指导下酌情服用补益药物。

误区 4 感冒、体内有食积和湿热患者也可以服用滋补中药

患者如果有感冒发热，或者体内有食积、湿热，这些实邪方盛，正气未虚者，以祛邪药为主，不宜使用补虚药。因此，对于感冒、体内有食积和湿热患者，首先要将疾病彻底治愈，才能开始进补。

误区 5 懂"药食同源"，却不懂得药物配伍

中药有"性味"之分，"药食同源"的药物都有"寒热温凉"四种特性，这些特性是对立的。如果不懂得药物的配伍，"寒温"乱用，不仅不会见效，反而可能危害健康。一些正规的药材经过炮制，可把毒副作用都去掉或减低，而百姓不一定懂得炮制方法。此外还有药材的用量，超量可能产生副作用。如果不掌握这些中药的特点，盲目使用药物，将适得其反。

误区 6 滋补中药可以长期大量使用

滋补中药也必须依照合理的剂量和疗程使用，不能过量使用，否则往往过犹不及，出现各种药物不良反应。例如，人参能大补元气、益气生津，为补气第一要药，但无气虚证的患者滥补人参，反而会引发头晕、心悸、失眠等症状，甚至会导致高血压病人血压异常升高，带来健康危险。就算有气虚证，但长期大量服用人参，也会出现兴奋、烦躁、失眠、头疼、腹胀、血压升高等人参滥用综合征。因此，滋补中药切忌滥用。

误区 7 滥用"药物食品"

近年来，"海马酒"以及"人参软糖"等药物食品流行起来，长期大量服用可能有害健康。民间还有些人自制"药物食品"用以保健。比如，有人认为甘草有益，就长期拿来泡茶喝。实际上，久服甘草可导致肾上腺皮质功能减退。

Q 可以作为食材的中药材有哪些呢？

中医很早就认识到，食物不仅提供营养，还能疗疾祛病。根据药品性能和使用目的，中医典籍《神农本草经》将 365 种中药材分为上品、中品、下品。

1. 上品

无毒可食用，比如红枣、人参、薏苡仁等，可以久服。

2. 中品

中品有小毒，经炮制可食用，比如何首乌、麻黄、芍药。

3. 下品

下品有毒，非治病不用，比如附子、乌头、半夏。

2002 年，卫生部发布了《既是食品又是药品的物品名单》，丁香、八角茴香、山药等 86 种中药材在列。2014 年，国家卫生计生委发布《按照传统既是食品又是中药材物质目录管理办法（征求意见稿）》，新增了人参、夏枯草、当归等 15 种中药材。2018 年，国家卫健委将党参、肉苁蓉、铁皮石斛、西洋参、黄芪、灵芝、天麻、山茱萸、杜仲叶共 9 种物质按照食药物质管理。

 正确服用滋补中药，还应注意以下事项

（1）补益药用于扶正祛邪时，应分清轻重缓急，辅以清热、泻下、解表等祛邪药物，以防"闭门留寇"。

（2）进补期间，不要食用生冷、油腻、煎炸、辛辣的食物。

（3）注意滋补中药的特殊煎煮方法和服用方法，滋补中药要在煮沸之后以文火慢煎，贵重补药需要另煎。

（4）补药通常宜空腹服用，以利于药物吸收。

药师特别提醒

原国家卫计委发布的"药食同源"药材食材清单（附 1），该清单经过了充分检验论证，大家切勿胡乱食用没有列在清单之内的药材食材。同时，即使清单之内的药材食材也要使用对路，这些药材食材长期食用是否对症、能否达到养生乃至治病的目的，还需要医生指导。

附1 "药食同源"药材食材清单

序号	物质名称	植物名/动物名	所属科名	使用部分	备注
1	丁香	丁香	桃金娘科	花蕾	
2	八角茴香	八角茴香	木兰科	成熟果实	在调味品中也称"八角"
3	刀豆	刀豆	豆科	成熟种子	
4	小茴香	茴香	伞形科	成熟果实	用于调味时还可用叶和梗
5	小蓟	刺儿菜	菊科	地上部分	
6	山药	薯蓣	薯蓣科	根茎	
7	山楂	山里红	蔷薇科	成熟果实	
		山楂	蔷薇科		
8	马齿苋	马齿苋	马齿苋科	地上部分	
9	乌梅	梅	蔷薇科	近成熟果实	
10	木瓜	贴梗海棠	蔷薇科	近成熟果实	
11	火麻仁	大麻	桑科	成熟果实	
12	代代花	代代花	芸香科	花蕾	果实地方常用作枳壳
13	玉竹	玉竹	百合科	根茎	
14	甘草	甘草	豆科	根和根茎	
		胀果甘草	豆科		
		光果甘草	豆科		
15	白芷	白芷	伞形科	根	
		杭白芷	伞形科		
16	白果	银杏	银杏科	成熟种子	
17	白扁豆	扁豆	豆科	成熟种子	
18	白扁豆花	扁豆	豆科	花	
19	龙眼肉（桂圆）	龙眼	无患子科	假种皮	
20	决明子	决明	豆科	成熟种子	需经过炮制方可使用
		小决明	豆科		
21	百合	卷丹	百合科	肉质鳞叶	
		百合	百合科		
		细叶百合	百合科		

续表

序号	物质名称	植物名/动物名	所属科名	使用部分	备注
22	肉豆蔻	肉豆蔻	肉豆蔻科	种仁、种皮	种皮仅作为调味品使用
23	肉桂	肉桂	樟科	树皮	在调味品中也称"桂皮"
24	余甘子	余甘子	大戟科	成熟果实	
25	佛手	佛手	芸香科	果实	
26	杏仁（苦、甜）	山杏	蔷薇科	成熟种子	苦杏仁需经过炮制方可使用
		西伯利亚杏	蔷薇科		
		东北杏	蔷薇科		
		杏	蔷薇科		
27	沙棘	沙棘	胡颓子科	成熟果实	
28	芡实	芡	睡莲科	成熟种仁	
29	花椒	青椒	芸香科	成熟果皮	花椒果实可作为调味品使用
		花椒	芸香科		
30	赤小豆	赤小豆	豆科	成熟种子	
		赤豆	豆科		
31	麦芽	大麦	禾本科	成熟果实经发芽干燥的炮制加工品	
32	昆布	海带	海带科	叶状体	
		昆布	翅藻科		
33	枣（大枣、黑枣）	枣	鼠李科	成熟果实	
34	罗汉果	罗汉果	葫芦科	果实	
35	郁李仁	欧李	蔷薇科	成熟种子	
		郁李	蔷薇科		
		长柄扁桃	蔷薇科		
36	金银花	忍冬	忍冬科	花蕾或带初开的花	
37	青果	橄榄	橄榄科	成熟果实	
38	鱼腥草	蕺菜	三白草科	新鲜全草或干燥地上部分	
39	姜（生姜、干姜）	姜	姜科	根茎（生姜所用为新鲜根茎，干姜为干燥根茎）	

序号	物质名称	植物名/动物名	所属科名	使用部分	备注
40	枳椇子	枳椇	鼠李科	药用为成熟种子；食用为肉质膨大的果序轴、叶及茎枝	
41	枸杞子	宁夏枸杞	茄科	成熟果实	
42	栀子	栀子	茜草科	成熟果实	
43	砂仁	阳春砂	姜科	成熟果实	
		绿壳砂	姜科		
		海南砂	姜科		
44	胖大海	胖大海	梧桐科	成熟种子	
45	茯苓	茯苓	多孔菌科	菌核	
46	香橼	枸橼	芸香科	成熟果实	
		香圆	芸香科		
47	香薷	石香薷	唇形科	地上部分	
		江香薷	唇形科		
48	桃仁	桃	蔷薇科	成熟种子	
		山桃	蔷薇科		
49	桑叶	桑	桑科	叶	
50	桑椹	桑	桑科	果穗	
51	桔红（橘红）	橘及其栽培变种	芸香科	外层果皮	
52	桔梗	桔梗	桔梗科	根	
53	益智仁	益智	姜科	去壳之果仁，而调味品为果实	
54	荷叶	莲	睡莲科	叶	
55	莱菔子	萝卜	十字花科	成熟种子	
56	莲子	莲	睡莲科	成熟种子	
57	高良姜	高良姜	姜科	根茎	
58	淡竹叶	淡竹叶	禾本科	茎叶	
59	淡豆豉	大豆	豆科	成熟种子的发酵加工品	
60	菊花	菊	菊科	头状花序	
61	菊苣	毛菊苣	菊科	地上部分或根	
		菊苣	菊科		

续表

序号	物质名称	植物名/动物名	所属科名	使用部分	备注
62	黄芥子	芥	十字花科	成熟种子	
63	黄精	滇黄精	百合科	根茎	
		黄精	百合科		
		多花黄精	百合科		
64	紫苏	紫苏	唇形科	叶（或带嫩枝）	
65	紫苏子（籽）	紫苏	唇形科	成熟果实	
66	葛根	野葛	豆科	根	
67	黑芝麻	脂麻	脂麻科	成熟种子	在调味品中也称"胡麻""芝麻"
68	黑胡椒	胡椒	胡椒科	近成熟或成熟果实	在调味品中称"白胡椒"
69	槐花、槐米	槐	豆科	花及花蕾	
70	蒲公英	蒲公英	菊科	全草	
		碱地蒲公英	菊科		
		同属数种植物	菊科		
71	榧子	榧	红豆杉科	成熟种子	
72	酸枣、酸枣仁	酸枣	鼠李科	果肉、成熟种子	
73	鲜白茅根（或干白茅根）	白茅	禾本科	根茎	
74	鲜芦根（或干芦根）	芦苇	禾本科	根茎	
75	橘皮（或陈皮）	橘及其栽培变种	芸香科	成熟果皮	
76	薄荷	薄荷	唇形科	地上部分	仅作为调味品使用
		薄荷	唇形科	叶、嫩芽	
77	薏苡仁	薏苡	禾本科	成熟种仁	
78	薤白	小根蒜	百合科	鳞茎	
		薤	百合科		
79	覆盆子	华东覆盆子	蔷薇科	果实	
80	藿香	广藿香	唇形科	地上部分	

序号	物质名称	植物名/动物名	所属科名	使用部分	备注
81	乌梢蛇	乌梢蛇	游蛇科	剥皮，去除内脏的整体	仅限获得林业部门许可进行人工养殖的乌梢蛇
82	牡蛎	长牡蛎	牡蛎科	贝壳	
		大连湾牡蛎	牡蛎科		
		近江牡蛎	牡蛎科		
83	阿胶	驴	马科	干燥皮或鲜皮经煎煮、浓缩制成的固体胶	
84	鸡内金	家鸡	雉科	砂囊内壁	
85	蜂蜜	中华蜜蜂	蜜蜂科	蜂所酿的蜜	
		意大利蜂	蜜蜂科		
86	蝮蛇（蕲蛇）	五步蛇	蝰科	去除内脏的整体	仅限获得林业部门许可进行人工养殖的蝮蛇

新增中药材物质				
1	人参	人参	五加科	根和根茎	为5年及5年以下人工种植的人参 食用量≤每日3g 孕妇、哺乳期妇女及14周岁以下儿童不宜食用

1	人参	人参	五加科	根和根茎	为5年及5年以下人工种植的人参 食用量≤每日3g 孕妇、哺乳期妇女及14周岁以下儿童不宜食用
2	山银花	华南忍冬 红腺忍冬 灰毡毛忍冬 黄褐毛忍冬	忍冬科	花蕾或带初开的花	
3	芫荽	芫荽	伞形科	果实、种子	
4	玫瑰花	玫瑰	蔷薇科	花蕾	
5	松花粉	马尾松 油松	松科	干燥花粉	
6			同属数种植物		
7	粉葛	甘葛藤	豆科	根	
8	布渣叶	破布叶	椴树科	叶	仅作为凉茶饮料原料 使用量≤每日15g
9	夏枯草	夏枯草	唇形科	果穗	仅作为凉茶饮料原料 使用量≤每日9g
10	当归	当归	伞形科	根	仅限用于香辛料 使用量≤每日3g
11	山奈	山奈	姜科	根茎	仅作为调味品使用 使用量≤每日6g 在调味品中标示"根、茎"
12	西红花	藏红花	鸢尾科	柱头	仅作为调味品使用 使用量≤每日1g 在调味品中也称"藏红花"
13	草果	草果	姜科	根茎	仅作为调味品使用 使用量≤每日3g
14	姜黄	姜黄	姜科	根茎	仅作为调味品使用： 使用量≤每日3g 在调味品中标示"根、茎"
15	荜茇	荜茇	胡椒科	果实或成熟果穗	仅作为调味品使用 使用量≤每日1g

217

肿瘤患者如何提升免疫力

——这几款中药可以帮到您

文 / 何丽萍　曾池清

中医理论认为"邪之所凑，其气必虚""正气存内，邪不可干"，强调人体正气虚弱时，免疫力低下，外邪极易入侵，即受病原体的感染，引发各种疾病。正气对人体非常重要，决定着疾病的发生、发展和预后。正气可以理解为我们常说的"免疫力""抵抗力"。

针对此次的新冠肺炎疫情，上海医疗救治专家组组长张文宏谈到最有效的药物时说：**最有效的药物，是人的免疫力。**

肿瘤患者相对于普通人群来说，是免疫力较低的群体（肿瘤本身和治疗方式都会削弱免疫系统），是各种病毒的易感人群。面对来势汹汹的新型冠状病毒，我们除了做好自我防护措施，还可以在平时的食疗中合理增加一些补益正气的药材以提升免疫力，从而更好地抵御病毒入侵。

下面几种我们生活中常见的、能提高机体免疫力的中药材可以帮到您。

1. 黄芪

【性味归经】甘，微温。归脾、肺经。

【功　　效】补气升阳，固表止汗，利水消肿，养津生血。

【临床应用】用量为9~30g，大剂量为30~60g，煎服。临床上可用于脾胃气虚及中气下陷诸证；用于肺气虚及表虚自汗，气虚外感诸证；用于气虚水湿失运的浮肿，小便不利；亦可用于气血不足。

【使用注意】凡表实邪盛，内有积滞，阴虚阳亢者均不宜用。

2. 枸杞子

【性味归经】甘，平。归肝、肾经。

【功　　效】滋补肝肾、益精明目。

【临床应用】用量为6~12g，煎服。临床上可用于肝肾不足，腰酸遗精，及头目眩，视力减退，内障目昏，消渴等。有补肝肾，益精血，明目，止渴之效。

【使用注意】外邪实热，脾虚有湿及泄泻者忌服。

3. 党参

【性味归经】甘，平。归脾、肺经。

【功　　效】健脾益肺，养血生津。

【临床应用】用量为9~30g，煎服。临床上可用于中气不足的体虚倦怠，食少便溏等。能补中益气，可用于肺气亏虚的咳嗽气促，语音低弱等。能补益肺气，也可用于气津两伤的气短口渴，及气血两亏的面色萎黄，头晕心悸等。

【使用注意】不宜与藜芦同用。

 药师点评

　　黄芪是此次防新冠病毒感染的肺炎一号方和二号方的组成部分，其主要的活性成分是黄酮类成分毛蕊异黄酮和多糖类等成分。它们具有中药毒性小的特点，同时具有中药独特的调节功能，既可以在免疫低下时提高免疫力，又可以在炎症持续时降低促炎因子的产生而发挥免疫抑制作用，体现了中药的双向调节作用。

　　枸杞子里的枸杞多糖是一种水溶性多糖，有增强细胞与体液免疫的作用，能显著提高正常人的淋巴细胞转化率，提高因放疗或恶性肿瘤所致免疫力低下患者的淋巴细胞转化率和巨噬细胞吞噬率，具有免疫调节作用。

　　党参含甾体类、党参苷、党参多糖等化学成分。现已有大量研究表明，党参多糖不仅能活化补体、促进细胞因子生成，还能够激活淋巴细胞、巨噬细胞、自然杀伤细胞等免疫细胞，从而增强免疫能力。

黄芪、枸杞、党参既是我们在处方中经常使用的中药材，又是药食同源目录里的品种。作为药材，它们需要医生根据病情进行遣方，常与其他药材配伍以达到治疗目的。而作为食材，如何在日常饮食中应用这些中药材，以达到"补正气"的效果呢？下面为您介绍简单便捷的食用方法。

黄芪党参枸杞炖鸡汤

【材料】母鸡1只，黄芪50g，枸杞子10g，党参50g，姜片等。

【做法】

①将母鸡下沸水锅中，焯去血水、洗净；将黄芪、枸杞子、党参用清水洗净。

②将鸡放入炖盅内，加适量水，放入黄芪、党参、枸杞子、料酒、盐和姜片等材料，蒸至鸡肉熟烂入味，取出即成。

【功效】具有健脾胃、补气益血、提高人体免疫力、强壮身体等作用。

黄芪枸杞茶

【材料】黄芪、枸杞子、党参、冰糖。

【做法】

①将药材洗净，备用；待水开后将药材放入，调至中火，熬煮40分钟。

②起锅前加入少许冰糖。

③搅拌均匀后，即可当茶饮。

【功效】具有补气、益气固表的功效，还有强心、抗心律失常的作用。

 药师特别提醒

这三种药材，都为性味甘甜之品，作为食材使用时，与其他配料一起煮出来的汤味道鲜美、口感良好。即便是胃口不佳的肿瘤患友也容易接受，既可满足口腹之欲，也能增强免疫力。

但是，再美味的滋补之品也不是人人适用。凡外感实热症见发热、胸闷烦躁、舌苔厚腻、脉数等，或者脾虚有湿及泄泻者，必须在专业医生的指导下配伍食用，切记不能单独服用，以免盲目进补而造成不良后果！

　　"药食同源"的黄芪、枸杞子和党参取材方便，是许多家庭的居家必备之选。肿瘤患友们，宅在家里的这段时间，如果病情允许，合理利用这些药材，刚好可以做一些营养又美味的美食，养颜又养身，关键是能让我们的免疫力 up！up！up！

参考文献

［1］王晓斌，马双，李玉娇，等．中药免疫调节作用的研究进展［C］.呼和浩特：中国畜牧兽医学会中兽医学分会第八次全国代表大会暨 2014 年学术年会论文集，2014：11-15.

［2］陈克克，王喆之．党参多糖的研究进展［J］.现代生物医学进展，2007，7（4）：635-637.

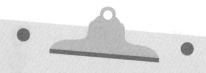

第 六 章

抗疫抗癌两不误

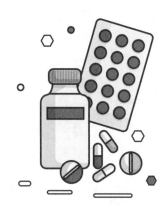

肿瘤患者如何"抗疫"

——这十条锦囊妙计请收好

文 / 潘莹

肿瘤患者免疫力相对低下，是细菌、真菌、病毒等所有病原体感染的高风险人群。增强免疫力、规避免疫抑制、减少接触风险是肿瘤患者预防新冠病毒感染的重要原则。在后疫情时代，患者应如何加强自我管理与防护呢？

我国肿瘤学权威学术组织——中国抗癌协会提出了 10 条肿瘤患者预防新冠病毒感染的专家建议。

❶ 保证充足营养，在平时的基础上，既要吃饱，更要吃好。

❷ 增加摄入蛋白质丰富的食物，如蛋、奶、鱼、肉、豆类及坚果等。增加摄入新鲜蔬菜和水果，在平时的基础上加量。

确保优质蛋白质类食物的摄入，如瘦肉、蛋、大豆、奶、鱼、虾等，能量充足、蛋白质充足是提高免疫力的基础。增加新鲜蔬菜、水果的摄入，尽量多吃深色蔬菜，不以果汁代替鲜果。

❸ 食物丰富多样，荤素搭配，每天摄入尽量不少于 20 种食物；避免生、冷食物，不吃野生动物。

食物多样是平衡膳食的关键，多种多样的食物才能满足人体的营养学需要。每天的膳食应有谷薯类、蔬菜水果类、畜禽鱼蛋奶类、大豆坚果类等食物，注意选择全谷类、杂豆类和薯芋类。腊肉、火腿等烟熏、腌制食品含有可能导致炎症的成分，此期间注意不要多吃。

保持清洁、生熟分开、食物做熟、保持食物的安全温度、使用安全的水和原料。

① 什么是食物的安全温度？

　◎ 5~60℃是危险范围，微生物可以在此温度范围内迅速繁殖。

② 如何使食物保持在安全温度下？

　◎ 剩饭菜应及时冷却并存放。

　◎ 每次制备少量食物，以减少剩饭菜。

　◎ 不要在冰箱中存放剩饭菜超过 3 天，重复加热不能超过 1 次。

　◎ 食物解冻应在冰箱中或冷的环境下进行。

❹ 每天口服营养补充，热量不少于 500 千卡；优先选择高能量密度、高蛋白质的肠内营养剂（特医食品）。

每天的能量补充要充足，可以适当选择一些高能量密度、高蛋白的营养粉。

❺ 选择服用维生素、矿物质、鱼油、益生菌、益生元、抗氧化剂及免疫增强剂等保健食品。

采购时，应学会看外包装上的营养成分表、含量、保质期、保存条件等重要信息，了解储存方式，不要购买过期产品。

❻ 增加饮水量，每天不少于 1500ml。

饮水可以保障体内营养成分的消化吸收以及代谢产物的运输和排出，保持体温恒定。

每天喝水，最好少量多次，首选温热白开水，也可以选择淡茶水、菜汤、少油鸡汤、米汤等。

❼ 规律作息，每天睡眠时间不少于 7 小时。

❽ 减少接触风险，经常洗手或消毒；减少外出，戴口罩，不参加群体性活动，远离疾病患者。

❾ 开展合适的个人体育锻炼，每天不少于 30 分钟。

坚持运动。这是因为，运动除了能帮助改善心血管功能、控制体重、降低众多慢性疾病（包括癌症）的风险外，还能够帮助提高你的免疫力！另外，有了好的血液循环，运动有助于"免疫功能在身体中的运行"，把免疫细胞及时运往身体需要的地方，消灭入侵身体的病毒！

❿ 抗肿瘤治疗如手术、放疗、化疗等的时间安排和方案选择，应听从专科医生建议。

肿瘤患者本身免疫功能低下，而一些治疗（放、化疗）可能引起相关不良反应，包括白细胞减少、血小板下降等骨髓抑制，乏力以及恶心、呕吐等。这可能雪上加霜，导致免疫力进一步降低，使患者成为新冠病毒的易感人群。医院属于人群相对聚集的区域，人群流动较大，因此，建议患者在医生指导下且在不影响病情的前提下适当推迟治疗时间，或者将治疗方案改为更简便的方案（如：静脉化疗药物改为口服化疗药物）。

疫情期间，乳腺癌患者是否可以延迟治疗

文 / 陈卓佳　梁蔚婷

　　面对突如其来的严重疫情，乳腺癌患者作为免疫力低下的易感人群，是否需要按时返院治疗？如果未能按时治疗，是否会影响病情控制？许多病友犯了难。下面，我们就病友最关心的几个问题给出相应建议。

Q 化疗和靶向治疗是否可以延迟？

A 非必需的化疗和靶向治疗可适当延迟。

　　化疗和靶向治疗是乳腺癌综合治疗中重要的治疗措施，每种化疗和靶向治疗方案都有其相对固定的用药周期（如 1 周、2 周、3 周或者 4 周）。正常情况下，患者应按时返院治疗。但对于本身身体情况较差的患者或接受姑息性治疗的患者，可适当延迟化疗和靶向治疗。这部分患者一旦接受化疗和靶向治疗，免疫功能将进一步受到抑制，即使没有疫情存在，也容易出现感染，目前的特殊环境下则更加危险。

　　因此，建议患者预先在网上咨询主管医生，由主管医生针对具体疾病情况和身体情况进行充分评估。患者及家属应积极配合主管医生的指导，按时治疗或适当延迟治疗。

　　对于需要按时治疗的患者，返院时需做好自我防护。对于在外地不方便返院治疗的患者，可适当就近治疗。就近治疗期间，患者可通过"云诊室"及时与主管医生反馈疾病治疗情况。

　　对于可适当延迟治疗的患者，延迟期内由主管医生调整治疗方案，如将静脉化疗方案调整为口服化疗药物，同时做好居家防护措施。一旦疫情

有所缓解，或在风险可控的情况下，请及时返院治疗。居家期间若病情有所变化，请及时就近治疗。

Q 口服内分泌治疗是否可以延迟？是否需返院取药？

A 口服内分泌治疗无须延迟，药物可快递到家。

相对于化疗和靶向治疗，乳腺癌口服内分泌治疗药物导致骨髓抑制的风险较低。目前疫情存在的情况下，该类药物居家使用的安全性较高。患者可通过"云诊室"咨询主管医生是否需要继续内分泌治疗。主管医生充分评估后，可以在线为患者开具合适的内分泌治疗药物。目前，一些医院在"云诊室"的基础上还开展了"药品安心递"的业务。对于符合条件的医保开药患者，处方用量应政府号召可适当延长至 3 个月，最大限度地减少患者来院次数，以降低患者发生交叉感染的风险。

Q 抑制卵巢功能的"肚皮针"是否可以延迟？

A 建议短效"肚皮针"改为长效"肚皮针"。

皮下注射的卵巢功能抑制药物，如戈舍瑞林、亮丙瑞林等，可以从每月用 1 次的短效制剂改为每 3 个月用 1 次的长效制剂。这样既能保证充分发挥卵巢保护作用，同时可以减少患者返院次数。

Q 如何降低治疗期间发生骨髓抑制的风险？

A 优选治疗方案，做好充分防护。

部分患者原有治疗方案的骨髓抑制风险较高，经由主管医生评估疾病情况和身体情况，在不显著影响疾病治疗效果的前提下，尽量改选骨髓抑制风险相对较低的治疗方案。对于部分高危患者，可在治疗后预防性使用升白药或升板药。对于预防白细胞下降的升白药，可以根据具体的治疗方案，尽量采用长效制剂，这样既能保证患者治疗安全，也可减少来院次数。

Q 如何判断新冠病毒感染和药物不良反应？

A 咨询专科医生或药师，避免误诊。

新冠病毒感染的典型症状包括发热、干咳和乏力，严重时表现为呼吸困难，但也有病例首发症状为腹泻、恶心、呕吐等消化道症状，或头痛、乏力等神经系统症状，或胸闷、心慌等心血管系统症状以及眼科症状。

　　上述病毒感染的症状，与肿瘤患者治疗后部分不良反应的表现相近。乳腺癌患者常用的化疗药物如吉西他滨、抗骨转移药物如唑来膦酸、卵巢保护剂如亮丙瑞林等，可能引起发热或流感样症状；化疗药物如表柔比星、靶向药物如帕妥珠单抗等可能引起恶心、呕吐、腹泻、乏力等症状；化疗药物如卡培他滨、靶向药物如曲妥珠单抗等可能引起呼吸困难、咳嗽等症状；内分泌治疗药物如来曲唑、托瑞米芬等可能引起头痛、头晕等症状。

　　药物不良反应的发生通常与特定药物、患者不良反应史、给药时间、联合用药等密切相关。因此，治疗期间出现以上症状的患者无须过度恐慌。

　　建议居家口服药物或门诊化疗的患者及时在线问询主管医生或药师，如不能明确是药物不良反应，应根据医生的建议到相应门诊或发热门诊进行鉴别排查。住院患者应积极配合医护人员做好药物不良反应的鉴别诊断与处理。

疫情期间，癌痛患者有用药问题怎么办

文 / 梁蔚婷　陈卓佳

张大妈是结肠癌并癌痛患者，之前定期前往专科医院疼痛门诊就诊，疫情期间一直在老家待着，天天留意疫情新闻。专家说，肿瘤患者免疫力低，是新冠病毒的易感人群，儿子也叮嘱她尽量少出门；病友们在微信群里说，现在去医院复诊得先预约，还得按流程进行分诊和登记。但是，以往吃 12 小时的缓释制剂最近只能顶 7~8 个小时，复方制剂增加剂量后又有点恶心……

带着这些癌痛患者关心的问题，我们整理了疼痛联合门诊团队的解答精选，希望给大家提供一些参考。

Q 疫情期间，治疗过程中有癌痛用药的问题怎么办？

A 建议通过线上咨询平台进行咨询，遇紧急问题就近就诊。

对于需要咨询问题的癌痛患者，为减少医院就诊及交叉感染风险，建议充分使用各种网络平台，可采取线上咨询诊疗等方式进行咨询，但应谨慎选择正规的平台。

若有紧急问题，要立刻前往就近医院专科就诊哦！

药师解惑

什么是紧急问题？
①新的疼痛、疼痛变更、药物不能缓解。
②呼吸困难和浅呼吸；极度嗜睡或镇静；不能正常思考、谈话或行走；感觉虚弱、眩晕或困惑。

Q 以往吃 12 小时的缓释制剂最近只能顶 7~8 个小时，我可以自己调整剂量吗？

A 建议进行疼痛全面评估，咨询主管医师后谨慎调整。

（1）要进行全面评估，包括：哪里痛、哪种痛、有多痛、与哪种痛相似、哪种方法能减轻疼痛等。详细的评估和描述见第四章中"痛要怎么说出口？"一文。

（2）记录过去 24 小时的服药剂量和服药时间，包括长效制剂和短效制剂。

若过去 24 小时暴发痛超过 3 次或疼痛影响睡眠，建议在线咨询主管医师后谨慎调整剂量。

全面评估很重要！避免随意改变给药时间、剂量和给药方法。

Q 我感觉好些了，可以减少服药次数或疼痛时才吃药吗？

A 不建议。建议在专业指导下进行调整。

服药的目的在于控制疼痛，所以止痛药需要定时服用，请勿待疼痛发作时才服用。药量应该足够控制疼痛直至下次服药。如果感觉疼痛持续缓解，建议线上咨询主管医生，以确定是否需要调整用药方案。不要随意减少给药次数，以免疼痛波动。

Q 疫情期间，贴剂部位需要使用酒精消毒吗？

A 不需要。贴剂粘贴前，局部用清水清洗干净，不能用酒精等溶剂。具体原因如下。

（1）皮肤水化程度、pH 值、种属及对贴膜加压等因素皆影响芬太尼经皮吸收而使药代动力学发生改变。

（2）贴前清洁皮肤时，使用肥皂、溶剂或洗涤剂会影响药物吸收，直接影响止痛效果。

Q 如何处理恶心、便秘等不良反应？

A 建议预防性用药，若发生轻度不良反应，应及时对症处理。

 药师解惑

使用阿片类镇痛药，通常会出现便秘、恶心、食欲不振和乏力等不良反应，主要发生于用药初期及过量用药时，大多是暂时或可耐受的反应。但便秘会长期持续存在，无法随着给药时间的延长而耐受和缓解。因此，预防和治疗便秘是阿片类药物治疗时不可忽视的问题。

①可用乳果糖口服液、麻仁软胶囊等通便。

②使用药物进行预防和治疗：若出现腹泻等情况，应注意及时停用通便药物。

③平时应该多喝水，多吃高纤维的食物。

④必要时，请联系主管医师，对不良反应进行评估和对症治疗。

Q 疫情期间是否需要定期复诊？

A 咨询主管医生调整方案，条件允许可就近到医院专科就诊。

 药师解惑

①在特殊时期，患者可通过"云诊室"等线上咨询平台及时与主管医生反馈疼痛治疗情况，由主管医生进行全面疼痛评估、制定疼痛治疗方案，并根据个人实际情况往就近医院开具止痛药品。

②若请亲友代开药，应先与亲友充分沟通居家疼痛治疗情况。由代开人凭患者身份证复印件以及代开人本人证件前往医院代开药，因部分癌痛药物属于特殊管理药品，具体流程应按照就诊医疗机构的要求进行。

③对于需要返院治疗的患者，返院时请做好自我防护。

Q 平常还出去走走，现在哪都不敢去，在家应该怎样舒缓疼痛？

A 充分认识情绪的重要性，在家进行适当的放松活动。

 药师解惑

①放松、听音乐、看电视、看报纸或书籍、散步、打太极、按摩、冷热敷、理疗等。

②腹式深呼吸（鼻子吸气，缩唇、慢慢呼气）。

③听自己喜欢的音乐的同时，闭目放松全身肌肉，回忆趣事或想象自己在大自然中，每天至少做一次，每次 10~30 分钟。

④可以完成力所能及的事情，如通过做好个人清洁卫生、帮助家人洗碗、拖地等来分散自己对疼痛的关注。

⑤按摩、冷热敷要避开疼痛部位和肿瘤部位，理疗应由医护人员进行。

参考文献

［1］张艳华. 癌痛治疗用药咨询标准化手册［M］. 北京：人民卫生出版社，2016.

［2］黎月玲，熊慧瑜. 基层医疗卫生机构安全用药手册［M］. 北京：科学出版社，2019.

［3］梁军，等. 盐酸羟考酮缓释片简化剂量滴定方案解析［N］. 中国医学论坛报，2015-05-28（B12）.

［4］陈晓丹. 芬太尼透皮贴剂的安全性及合理使用［J］. 中国医药导报，2011，8（12）：8-9.

防癌抗癌药知道

当抗肿瘤靶向药物遇到抗新冠病毒药物

文／余柱立

肿瘤患者的免疫功能在一定程度上存在缺陷，罹患新冠肺炎的风险更高、预后可能更差。口服抗肿瘤靶向药物作为肿瘤治疗的重要部分，其与抗新冠病毒这两种治疗用药是否存在相互作用也是患者十分关心的，我们将在下面进行讲述。

随着《新型冠状病毒肺炎诊疗方案（试行第八版　修订版）》的发布，我们已经对新冠肺炎的治疗有了较为系统的方式。该方案除对生活习惯、营养、生化指标和氧气供应给予提示外，在针对轻型和普通型新冠肺炎的一般治疗中，提出可试用 5 种潜在有效的抗病毒药物的用法用量，并且强调了与其他药物的相互作用。我们将从这 5 种抗病毒药出发，探讨其对肿瘤患者服用靶向药物的影响。

干扰素

干扰素是细胞受到病毒侵袭后产生的一种糖蛋白，它通过影响细胞信号转导和转录，抑制病毒复制和细胞增殖，发挥抗病毒、调节免疫和抗肿瘤的作用，临床上常用于治疗肝炎、白血病、淋巴瘤等。从结构上看，干扰素有三类，发挥抗病毒作用的干扰素 α 属于 I 型 IFN 家族，而干扰素 α 在临床应用中有 3 个亚型：α1b、α2a、α2b。

基于诊疗方案，干扰素 α 的给药途径为雾化吸入，因而避免了较多的全身吸收，对肿瘤患者而言是理想的治疗药物，尚未有资料显示其与靶向治疗药物存在相互作用。

洛匹那韦 / 利托那韦

该药物在临床上用于成人和儿童的 HIV-1 感染的治疗，由于其对 RNA 病毒有一定杀灭作用，因此被用于新冠肺炎的治疗。该药物发挥作用的机制为阻断 Gag-Pol 聚蛋白的分裂，以及作为天冬氨酰蛋白酶活性拟肽抑制剂，使形成的病毒颗粒无法成熟并不具有感染力。

值得注意的是，洛匹那韦主要经细胞色素 P450 异构体 CYP3A4 代谢，并且洛匹那韦和利托那韦都是 CYP3A4 的抑制剂。此外，洛匹那韦 / 利托那韦对 P- 糖蛋白（P-gp）还有抑制作用，对 CYP2C9 和 CYP2C19 有诱导作用。因此，我们需要密切关注，肿瘤患者服用一些具有相同代谢途径的靶向药或化疗药时，治疗效果可能会受到影响。在以下列表中，我们将对一些药物的作用结果和建议做出说明。

药物名称	对位点的影响	作用结果及建议
依维莫司	抑制 CYP3A4	依维莫司血药浓度可能升高
拉帕替尼	抑制 CYP3A4	拉帕替尼血药浓度可能升高。避免联用，如无法避免，联合用药期间与洛匹那韦 / 利托那韦停药后 1 周内，应减少拉帕替尼的剂量到每日 500mg
哌柏西利	抑制 CYP3A4	哌柏西利血药浓度可能升高。避免联用，如无法避免，降低哌柏西利的剂量到每日 75mg
瑞戈非尼	抑制 CYP3A4	瑞戈非尼血药浓度可能升高。避免联用
塞瑞替尼	抑制 CYP3A4	塞瑞替尼血药浓度升高。避免联用，如无法避免，塞瑞替尼的用量减少 1/3，并近似为 150mg 剂量规格的倍数
克唑替尼	抑制 CYP3A4	克唑替尼血药浓度升高。避免联用，如无法避免，降低克唑替尼的用量到每日 250mg
达沙替尼	抑制 CYP3A4	达沙替尼血药浓度可能升高。避免联用，如无法避免，原剂量每日 140mg，减少到每日 40mg；原剂量每日 70mg 或每日 100mg，减少到每日 20mg；原剂量每日 40mg 或每日 60mg，停药

防癌抗癌药知道

续表

药物名称	对位点的影响	作用结果及建议
厄洛替尼	抑制 CYP3A4	厄洛替尼血药浓度可能升高。避免联用，如无法避免，密切监测厄洛替尼不良反应，如出现严重不良反应，厄洛替尼的用量每次减少 50mg
阿法替尼	抑制 P- 糖蛋白 /ABCB1	阿法替尼血药浓度可能升高。避免联用，如无法避免，应该在阿法替尼后或同时给药
奥拉帕利	抑制 CYP3A4	奥拉帕利血药浓度可能升高。避免联用，如无法避免，奥拉帕利片的用量应减少到 100mg，每日 2 次。奥拉帕利胶囊的用量应减少到 150mg，每日 2 次

利巴韦林

利巴韦林作为一种广谱抗病毒药已在临床使用多年，它进入被病毒感染的细胞后发生磷酸化，并竞争性抑制病毒合成酶，影响病毒 RNA 和蛋白的合成，从而抑制其复制与传播。在新冠肺炎的治疗中，推荐利巴韦林与干扰素或洛匹那韦 / 利托那韦联用。

从利巴韦林的代谢和排泄途径看，多数靶向药物并不会与之发生相互作用，但仍需要注意以下几点。

（1）在抗病毒治疗中，肝肾功能、血象正常的肿瘤患者可以选用该药物。有严重贫血、严重肝功能异常的患者慎用。

（2）肌酐清除率＜ 50ml/min 的患者，不推荐使用。

（3）心功能不全或正在使用心脏毒性较大的靶向药物（如：拉帕替尼）的患者应慎用。

磷酸氯喹

磷酸氯喹在临床中通常被用于治疗恶性疟疾。随着研究的深入，有学者发现，其可通过对 ACE2 受体的糖基化和调节患者的过度免疫反应，发挥抗新冠肺炎的作用，因此第六版诊疗方案纳入了该药，并在后续版本中继续应用，且强调患有心脏疾病者禁用。

由于磷酸氯喹进入人体后主要经肝脏中 CYP3A4 和 CYP2D6 途径代谢，且有半衰期长和排泄慢的特点，可能引起部分口服靶向药毒性增加。在以下列表中，我们将对一些药物的作用结果和建议做出说明。

药物名称	对位点的影响	作用结果及建议
塞瑞替尼	抑制 CYP3A4	磷酸氯喹血药浓度升高。避免联用，如无法避免，应密切监测相关的不良反应
吉非替尼、克唑替尼等	肝毒性	应在密集监测肝功能条件下谨慎使用
拉帕替尼等心脏毒性较大的靶向药	心毒性	谨慎使用
克唑替尼	眼毒性	两者均有影响视力等不良反应的报道，两药联用时应加强监护

阿比多尔

阿比多尔作为一种广谱抗病毒药物，最早在俄罗斯上市。它通过对病毒血凝酶的抑制和诱导干扰素的产生，发挥抗流感病毒等作用。由于阿比多尔对 RNA 病毒具有一定的杀伤作用，被用于新冠肺炎的治疗。

阿比多尔在体内主要通过肝脏 CYP3A4 酶进行代谢，因此，使用肝毒性较大的口服靶向药（如吉非替尼、克唑替尼等）的患者应加强对肝功能的监测。另外，阿比多尔在血中的蛋白结合率高，低体重及低蛋白血症的肿瘤患者应注意监护。

参考文献

Liang W, Guan W, Chen R, et al. Cancer patients in SARS-CoV-2 infection: a nationwide analysis in China [J]. Lancet Oncol, 2020, 21 (3): 335-337.

防癌抗癌药知道